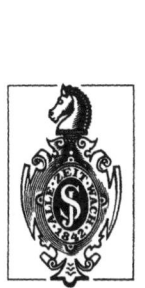

Pädiatrie: Weiter- und Fortbildung
Herausgegeben von H. Ewerbeck

Gastroenterologie

Redaktion: R. Grüttner

Unter Mitarbeit von
M. Bührer M. Burdelski W. Dick B. Hadorn
D. Kaiser P. Koepp R. Kraemer
W. Lambrecht M. A. Lassrich H. Meyer
K. H. Niessen W. Nützenadel K. H. Schäfer
P.-J. Schulze M. Stern

Springer-Verlag
Berlin Heidelberg New York 1980

Herausgeber

Prof. Dr. Hans Ewerbeck
Kinderkrankenhaus der Stadt Köln, Amsterdamer Straße,
D-5000 Köln 60 (Riehl)

Redakteur

Prof. Dr. Rolf Grüttner
Universitäts-Krankenhaus Eppendorf, Kinderklinik,
Martinistraße 52, D-2000 Hamburg 20

ISBN-13:978-3-540-10087-4   e-ISBN-13:978-3-642-67659-8
DOI: 10.1007/978-3-642-67659-8

CIP-Kurztitelaufnahme der Deutschen Bibliothek. Gastroenterologie/Red.: R. Grüttner. Unter Mitarb. von M. Bührer ... – Berlin, Heidelberg, New York: Springer, 1980.
(Pädiatrie)
ISBN-13:978-3-540-10087-4

NE: Grüttner, Rolf (Red.); Bührer, M. (Mitarb.)

Das Werk ist urheberrechtlich geschützt. Die dadurch begründeten Rechte, insbesondere die der Übersetzung, des Nachdruckes, der Entnahme von Abbildungen, der Funksendung, der Wiedergabe auf photomechanischem oder ähnlichem Wege und der Speicherung in Datenverarbeitungsanlagen bleiben, auch bei nur auszugsweiser Verwertung, vorbehalten. Bei Vervielfältigung für gewerbliche Zwecke ist gemäß § 54 UrhG eine Vergütung an den Verlag zu zahlen, deren Höhe mit dem Verlag zu vereinbaren ist.

© by Springer-Verlag Berlin Heidelberg 1980

Die Wiedergabe von Gebrauchsnamen, Handelsnamen, Warenbezeichnungen usw. in diesem Werk berechtigt auch ohne besondere Kennzeichnung nicht zu der Annahme, daß solche Namen im Sinne der Warenzeichen- und Markenschutz-Gesetzgebung als frei zu betrachten wären und daher von jedermann benutzt werden dürften.

Herstellung: Oscar Brandstetter Druckerei KG, 62 Wiesbaden
2125/3140-543210

Vorwort

Da die enorme Zunahme medizinischer Information jetzt auch in der Kinderheilkunde dazu geführt hat, daß das fachärztliche Wissen etwa alle acht Jahre zur Hälfte erneuerungsbedürftig ist, neigen viele Kollegen zur Resignation. Die offensichtliche Unmöglichkeit alle neuen Erkenntnisse schnell zu verarbeiten, führt zu einer Art Informationsabwehr. Man zieht sich auf die „eigenen Erfahrungen" zurück und beruhigt sein Gewissen durch die Annahme einer simplifizierten, oft durch bestimmte Interessenkreise manipulierten Fortbildung.
Das Bedürfnis nach laufender Fortbildung und nach Übersicht über das eigene Fachgebiet sollte aber nicht erlahmen. Unsere Fortbildung sollte nicht nur dem Zufall überlassen bleiben. Allerdings ist es auch dem Fortbildungswilligen heute neben seiner Tätigkeit in Klinik und Praxis kaum mehr möglich, aus dem Meer der Informationen das Wichtigste alleine herauszusuchen.
In dieser Lage bietet die mit diesem Band beginnende Reihe eine Hilfe an. Zahlreiche in der Kinderheilkunde auf Spezialgebiete konzentrierte Kollegen haben sich bereit erklärt, aus ihrem Fachgebiet für die Fortbildungswilligen die wichtigsten Fortschritte für Klinik und Praxis zu selektieren, so daß sich der Leser auf ihr Fachwissen stützen kann.
Verlag und Herausgeber bemühen sich zusätzlich, diese Informationen so darzubieten, daß man sie ohne Zeitverlust und ohne die Lektüre unwesentlicher Einzelheiten aufnehmen und sich einprägen kann. Diese Fortschrittsberichte sollen in unregelmäßigen Abständen erscheinen und aus allen Spezialgebieten der Kinderheilkunde in gedrängter und systematischer Form das Wichtigste zur Darstellung bringen.

Heidelberg, Juni 1980   H. Ewerbeck

Vorwort

Als erster Band im Rahmen der neuen Serie in *Pädiatrie: Weiter- und Fortbildung* erscheint hiermit der Teil „Gastroenterologie". Sinn dieser neuen Reihe ist es, eine Lücke in der Möglichkeit zur Fortbildung der Ärzte in der Behandlung ihrer kleinen Patienten dadurch zu füllen, daß junge und aktive Wissenschaftler neue und auch für die praktische Tätigkeit wichtige Erkenntnisse eines bestimmten Fachgebietes zu vermitteln suchen. Es war die Bitte an die einzelnen Autoren herangetragen worden, überwiegend nur die Literatur der letzten zwei bis drei Jahre zu berücksichtigen.

Daß diesem Wunsch der Herausgeber in erstaunlich kurzer Zeit von einer Vielzahl von Autoren entsprochen wurde, ist dankbar zu vermerken.

Wir hoffen, daß diesem ersten Versuch, die Weiter- und Fortbildung in der Pädiatrie zu verbessern, Erfolg beschieden sein möge. Wir sind besonders auch für kritische Stellungnahmen dankbar.

Heidelberg, Juni 1980   R. Grüttner
                                                     H. Ewerbeck

Inhaltsverzeichnis

1 Diagnostik

1.1 Röntgendiagnostik (M. A. Lassrich) 1

1.2 Ultraschalldiagnostik in der pädiatrischen
Gastroenterologie (P.-J. Schulze) 10

1.3 Endoskopie in der gastroenterologischen
Diagnostik bei Kindern (M. Burdelski) 26

2 Verdauungsinsuffizienzen

2.1 Zur Pathophysiologie der Gallensäuren
(K. H. Niessen) 32

2.2 Pathophysiologie der gastrointestinalen Hormone
(D. Kaiser) 48

2.3 α_1-Antitrypsinmangel (P. Koepp) 71

2.4 Störungen der intestinalen Lactoseresorption
(W. Nützenadel) 77

2.5 Pankreasinsuffizienz und Pankreatitis bei Kindern
(B. Hadorn, M. Bührer, R. Kraemer und H. Meyer) 84

3 Darmkrankheiten

3.1 Colitis ulcerosa und Colitis granulomatosa
(Morbus Crohn) im Kindesalter
(K. H. Schäfer und R. Grüttner) 101

3.2 Cöliakie: Definition, Ätiologie und Pathogenese
(M. Stern) 107

3.3 Darmtuberkulose (W. Dick) 128

4 Verschiedenes

4.1 Chirurgische Behandlung der chronischen
 Obstipation im Kindesalter (W. Lambrecht) . . . 133

4.2 Acrodermatitis enteropathica (A. e.) Brandt-Syndrom, Danbolt-Closs-Syndrom) (W. Dick) 142

Mitarbeiterverzeichnis

Dr. M. Bührer s. Prof. Dr. B. Hadorn

Dr. M. Burdelski
Medizinische Hochschule Hannover, Kinderklinik Kinderpoliklinik, Karl-Wiechert-Allee 9, D-3000 Hannover 61

Dr. W. Dick
Kinderklinik, Städtisches Krankenhaus, Kanzlerstraße 2, D-7530 Pforzheim

Prof. Dr. B. Hadorn
Universitäts-Kinderklinik Graz, Auenbruggerplatz, A-8036 Graz

Prof. Dr. D. Kaiser
Freie Universität Berlin, Universitätsklinikum Charlottenburg (FB 3), Kinderklinik und Poliklinik (WE 16), Heubnerweg 6, D-1000 Berlin 19

Dr. P. Koepp
Universitäts-Krankenhaus Eppendorf, Kinderklinik, Martinistraße 52, D-2000 Hamburg 20

Dr. R. Kraemer s. Prof. Dr. B. Hadorn

Dr. W. Lambrecht
Universitäts-Krankenhaus Eppendorf, Chirurgische Klinik, Martinistraße 52, D-2000 Hamburg 20

Prof. Dr. M. A. Lassrich
Universitäts-Krankenhaus Eppendorf, Pädiatrische Röntgenabteilung, Martinistraße 52, D-2000 Hamburg 20

Dr. H. Meyer s. Prof. Dr. B. Hadorn

Dr. K.H. Niessen
Universitäts-Kinderklinik, Rümelinstraße 23, D-7400 Tübingen

Dr. W. Nützenadel
Klinikum der Universität Heidelberg, Kinderklinik, Im Neuenheimer Feld 150, D-6900 Heidelberg

Prof. Dr. K. H. Schäfer
Universitäts-Krankenhaus Eppendorf, Kinderklinik, Martinistraße 52, D-2000 Hamburg 20

Dr. P.-J. Schulze
Universitäts-Krankenhaus Eppendorf, Radiologische Klinik und Strahleninstitut, Röntgendiagnostik, Martinistraße 52, D-2000 Hamburg 20

Dr. M. Stern
Universitäts-Krankenhaus Eppendorf, Kinderklinik, Martinistraße 52, D-2000 Hamburg 20

1 Diagnostik

1.1 Röntgendiagnostik (M. A. Lassrich)

Die Röntgendiagnostik des Verdauungstraktes beim Kinde hat während der letzten 10 Jahre weitere wichtige Fortschritte zu verzeichnen. Sie liegen einerseits auf *apparativ-gerätetechnischem Gebiete*, beruhen andererseits auf der Einführung und Anwendung *neuer Untersuchungsmethoden*. Beide Komplexe sollen kurz dargestellt werden.

1.1.1 Apparative und gerätetechnische Fortschritte

Instrumentelle Fortschritte
Aufgrund der technischen Entwicklung der letzten Jahre ist das Instrumentarium für die Röntgenuntersuchung bei Kindern erweitert und verbessert worden. Diese Fortschritte ermöglichen es, die *Untersuchungen schonender, rascher und ergiebiger* durchzuführen und die *Strahlenbelastung zu reduzieren*. Es wurde eine Anzahl von Zusatzgeräten entwickelt, die für unsere speziellen Aufgaben hilfreich sind. Der technische Aufwand ist insgesamt erheblich angestiegen, die Ausrüstung selbst kompliziert und teuer geworden.

Röntgenapparate
Für Röntgenuntersuchungen bei Kindern sind ausschließlich Apparate der *höchsten Leistungsklasse* geeignet. Nur sie liefern für die erforderlichen kurzen Expositionszeiten noch genügend Strahlung, so daß verwackelte oder veratmete Aufnahmen vermieden werden. Die Wiederholung mißlungener Aufnahmen verdoppelt jeweils die Strahlenbelastung.
Die heutigen Hochleistungsgeneratoren ermöglichen in Verbindung mit Tyristor-Zeitschaltern *kürzeste Expositionszeiten* bis hinab zu 1 ms. Mit Hilfe der Halbleiterbauelemente dieser modernen Zeitschalter kann man darüber hinaus *feinregulierbare Zeitstufen* mit nur 30% Differenz im Kurzzeitbereich einstellen, also beispielsweise Expositionszeiten

von 1 ms, 1,3 ms, 1,6 ms, usw. exakt schalten. Diese Möglichkeiten erlauben eine präzise Exposition und damit optimale Aufnahmen. Die Modulbauweise der neuen Apparate erleichtert es, Störungen rascher aufzufinden und zu beseitigen. Auch hilft die Verwendung einer *Belichtungsautomatik*, grobe Fehlexpositionen zu vermeiden. Aufgrund technischer Gegebenheiten (Größe und Lokalisation der Meßkammer) bedarf dieses technische Hilfsmittel bei Kindern noch einer Verbesserung.

Programmierte Aufnahmetechnik
Die programmierte Aufnahmetechnik eines solchen Modulgenerators erlaubt es, mit einem Knopfdruck für jedes Organ die optimalen technischen Daten einzustellen. Damit können Arbeitsplatz, Focusgröße, Bildschwärzung und Kilovoltzahl gewählt werden. Der Aufnahmebetrieb gestaltet sich dadurch sicherer und schneller, Fehlexpositionen werden seltener.

Röntgenröhren
Bei den bisher verwandten Bautypen wurde der Röhrenkolben ausschließlich aus Glas gefertigt, in das Röhrengehäuse eingesetzt und beide mittels einer dicken Ölschicht isoliert. *Neuartige hochbelastbare Röntgenröhren* (Leistungsaufnahme von 100 kW und mehr) werden nicht mehr ausschließlich wie früher aus Glas, sondern aus Glas und Metall konstruiert. Hierbei umschließt ein Metallzylinder den Raum zwischen Anode und Kathode. Diese Glas-Metall-Röhre wird in einem Schutzgehäuse untergebracht, bei dem das Strahlenaustrittsfenster aus Beryllium besteht und näher am Brennfleck liegt als früher. Damit läßt sich die Ölschicht zwischen Kolben und Austrittsfenster weit dünner halten und die Streustrahlung im Strahlenaustrittskegel reduzieren. Dieses Konstruktionsprinzip kommt der *Zeichenschärfe* und der *Brillanz der Röntgenaufnahmen* zugute.

Die neuartigen Röntgenröhren besitzen einen *Doppelfocus* mit hoher Belastbarkeit. Der große Brennfleck (100kW Leistungsaufnahme und mehr) hat eine optisch wirksame Kantenlänge von nur 1,2 mm, der kleine Focus (Belastbarkeit bis 30 kW) mißt nur 0,6 mm Kantenlänge. *Kürzeste Expositionszeiten bei großer Zeichenschärfe* sind das Ergebnis dieser modernen Röhrenkonstruktion.

Bildverstärker neuer Bauart
Selbstverständlich darf heute die *Röntgendurchleuchtung von Kindern nur noch mit* Hilfe einer *Bildverstärkerfernsehkette* vorgenommen werden. Seit einigen Jahren ist eine neue Generation verbesserter Bildverstärker verfügbar. Während früher der Eingangsschirm mit Zink-Cadmium-Sulfid beschichtet wurde, verwendet man heute Caesiumjodid. Der

entscheidende Vorteil liegt in einer deutlich verbesserten Auflösung und Kontraststeigerung. Der Umsetzfaktor von Röntgenquanten in Lichtwirkung konnte wesentlich erhöht werden, d. h. der Verstärkungsfaktor ist heute weit günstiger als früher. Moderne Bildverstärker können ca. *65% der einfallenden Strahlung in* eine bildgebende *Information umsetzen*, während dieser Faktor bei alten Modellen um 30% lag. Die Auflösung beträgt jetzt 4 Linienpaare/mm, früher 2 Linienpaare/mm. Diese verbesserte Generation der Bildverstärker vermag Durchleuchtungsbilder und Röntgenaufnahmen (100-mm-Kamera) mit wesentlich *größerer Detailerkennbarkeit* und gesteigertem Kontrast *bei reduzierter Strahlenmenge* zu liefern.

100-mm-Kamera Die gute Auflösung und der hohe Verstärkungsfaktor moderner Bildverstärker ermöglichen den Einsatz der indirekten Aufnahmetechnik mit einer 100-mm-Kamera. Sie wird am Bildverstärkerausgang angebracht. Mit Hilfe angesetzter Magazine kann man auch *Serienaufnahmen* anfertigen und *Bewegungsabläufe* studieren. Die Einzelexposition erfordert nur Zehntel bis ein Fünftel der Dosis, die man für eine übliche Großformataufnahme (Kassettenaufnahme) benötigt. Dieses überaus günstige Verhältnis verschiebt sich etwas bei der Verwendung hochverstärkender Folienkombinationen. Für die Magen-Darm-Diagnostik sollten beide Aufnahmesysteme simultan verfügbar sein, nämlich die Bildverstärkeraufnahmetechnik und die konventionelle Kassettenfilmtechnik.

Neue Folien Moderne Folienkombinationen auf der Grundlage seltener Erden weisen gegenüber den bisherigen Universal-Standardkombinationen einen *deutlich höheren Verstärkungsfaktor* auf. Neuartige Leuchtsubstanzen (Oxysulfide der Elemente der Seltenen Erden, ferner Halogenide der Erdalkalien) steigern durch eine verbesserte Luminescenz den Wirkungsgrad. Dadurch kann man die *Dosis pro Exposition reduzieren,* die *Belichtungszeit verkürzen* und den *Bildkontrast verbessern.* Diese neuen Folien eignen sich besonders für Röntgenaufnahmen unter schwierigen Bedingungen (im Bett, Intensivstation). Als Nachteil ist u. a. aber eine *Einbuße an Auflösung bzw. Zeichenschärfe* in Kauf zu nehmen. Auch ist der Gewinn an Empfindlichkeit von der Aufnahmespannung abhängig. Es bleibt daher im Einzelfall abzuwägen, ob man für die jeweilige Fragestellung die bisherigen Universalfolien verwendet oder den Einsatz der neuen Folien vorzieht.

Spezielle Lagerungseinrichtungen	Für die Untersuchung von Säuglingen, Kleinkindern und Schulkindern stehen uns jetzt spezielle Untersuchungsgeräte mit Lagerungseinrichtungen zur Verfügung, die den Untersuchungsablauf bei Routine- und Spezialuntersuchungen wesentlich erleichtern. Diese Lagerungshilfen werden von allen großen Röntgenfirmen angeboten (Philips bzw. Röntgen-Müller, Siemens u. a.).
Drehmulde	Eine solche Lagerungshilfe stellt die Drehmulde dar, die als schwenkbare Holzmulde konstruiert ist und sich für die kombinierte Untersuchung aller Organsysteme vom Neugeborenen bis zum Schulkind von etwa 30 kg Gewicht verwenden läßt. Man kann dabei sowohl das in der Mulde frei liegende Kind in die gewünschte Position bringen als auch ein durch Laschen fixiertes Kind mit der Mulde zusammen beliebig drehen. Die Mulde ist wie alle Lagerungshilfen ***motorisch verfahrbar***, läßt sich also der Filmebene stark nähern, so daß eine optimale Zeichenschärfe für die Durchleuchtung und für gezielte Aufnahmen erreicht wird.
Miktionsständer	Ein Miktionsständer erleichtert als kleiner, handlicher Zusatz wesentlich alle Untersuchungen während der Miktion und bei der Defäkation. Nach der Blasen- oder Colonfüllung im Liegen setzt sich das Kind bei aufgerichtetem Gerät bequem auf einen drehbaren Topf. Dadurch lassen sich in nahezu physiologischer Weise während der Miktion die Harnblase, der Blasenausgang und die Urethra in allen Projektionen untersuchen. In ähnlicher Weise kann man die Defäkation bei allen Formen der Stuhlentleerung studieren und evtl. mit Serienaufnahmen bildlich festhalten.
C-Bogen	Ein weiteres Hilfsgerät (C-Bogen) dient ***ausschließlich*** der ***Untersuchung von Neugeborenen und Säuglingen***. Diese Kinder werden außerhalb des Gerätes in einer Plastikwanne fixiert, die Wanne dann selbst in den C-Bogen eingespannt. Hierdurch erhält man eine einwandfreie Fixierung, ferner läßt sich während einer solchen Untersuchung ein Säugling leicht von der aufrechten Position über die Horizontale in die Kopftieflage bringen und um die eigene Achse drehen, so daß man ***jede gewünschte Durchstrahlungsrichtung*** erzielen kann. Diese Halterung hat sich besonders beim Studium des Schluckvorganges, bei der Untersuchung der Speiseröhre, des Mageneinganges, des Magenausganges und des Duodenum bewährt.
Fernbedienung	Einige der neuesten Untersuchungsgeräte werden auch mit einer Fernbedienung angeboten. Dabei steuert der Radiologe

alle Gerätebewegungen sowie die Verschiebungen und Lagemanöver des Kindes von einem Schaltpult fern des Untersuchungsgerätes und des Kindes. Obwohl bei Erwachsenen von dieser technischen Hilfe Vorteile resultieren können und der untersuchende Arzt weniger der Streustrahlung ausgesetzt ist, bringt diese Methode *für das Kind viele Probleme* mit sich. Zwar läßt sich ein junger Säugling in einem ferngesteuerten Gerät einwandfrei und mühelos bewegen, aber bereits bei älteren Säuglingen, besonders *bei Kleinkindern und jungen Schulkindern* ist der *unmittelbare Kontakt ohne zwischengeschaltete Apparaturen* unserer Meinung nach *unentbehrlich*. Kinder dieser Altersstufe bedürfen des ständigen Zuspruchs, der Gegenwart und der Hilfe von seiten des Arztes und evtl. einer Halteperson. Auch erfordert die gastroenterologische Röntgenuntersuchung ständig Palpations-, Kompressions- und Expressionsmanöver, die bei der Fernbedienung nicht gut möglich sind.

Kontrastmittel Bei Frühgeborenen, Neugeborenen und jungen Säuglingen ist die Verwendung größerer Mengen wasserlöslichen hypertonischen Kontrastmittels (z. B. Gastrografin) zur Dünn- und Dickdarmuntersuchung problematisch, weil sie eine Hypovolämie produzieren können. Hier zeichnet sich durch die Verwendung neuer Kontrastmittel *(Amipaque)* eine Verbesserung ab.

Strahlenbelastung Die Untersuchung des Verdauungstraktes erfordert beim Kinde die Kombination von Durchleuchtungs- und Aufnahmeverfahren. Aber bei jeder dieser Untersuchungen verdient die Reduktion der Strahlenbelastung besondere Aufmerksamkeit. Die Höhe der Strahlendosis hängt einerseits von den technischen Gegebenheiten ab (Apparate, Geräte, Bildverstärker, Film, Folienkombinationen), andererseits in viel stärkerem Maße aber von der Schulung und Erfahrung des Untersuchers. Bei allem technischen Fortschritt und dem Einsatz aller Hilfsmittel ist zu betonen, daß die *richtige Indikationsstellung*, der einwandfreie Untersuchungsablauf, vor allem aber die *Kenntnisse*, der *Ausbildungsstand* und das *Verantwortungsbewußtsein des Untersuchers* den *wirksamsten Strahlenschutz* darstellen.

1.1.2 Neuere Untersuchungsmethoden

Dünndarmeinlauf (Enteroklysma)   Zwar ist die isolierte Dünndarmdarstellung mit der Kontrastmittelapplikation über eine Duodenalsonde schon jahrzehntelang bekannt, wurde aber selten angewendet. Erst die von Sellink ausgearbeitete, *verbesserte Methode* brachte weitere diagnostische Fortschritte. Er kombinierte den Dünndarmeinlauf mit dem ebenfalls schon früher angegebenen Verfahren einer Reliefdarstellung mit Hilfe eines semitransparenten Kontrastmittels und der Hartstrahltechnik [18].

Technik   Bei Kindern benutzen wir für diese Art der Dünndarmuntersuchung eine übliche Duodenalsonde, die nach Oberflächenanaesthesie durch die Nase eingeführt wird und durch den Pylorus geschoben werden muß. *Die Einlaufgeschwindigkeit des körperwarmen Kontrastmittels beträgt 50–100 ml/min, die Gesamtmenge etwa 300–800 ml.* Mit Hilfe einer intermittierenden Durchleuchtung verfolgt man das Fortschreiten der Dünndarmfüllung. Bereits während des Einlaufes werden gezielte Aufnahmen, nach vollständiger Dünndarmfüllung Übersichtsaufnahmen angefertigt. Die Untersuchung wird komplettiert, indem man nach dem Kontrastmittel angewärmtes Wasser einlaufen läßt oder Luft einbläst.

Vorteile   Mit dieser Methode erhält man eine *übersichtliche Darstellung* weiter Dünndarmabschnitte und eine gut differenzierte Reliefzeichnung. Die Vorteile des Verfahrens liegen darin, daß die *Vorbereitung* der Kinder praktisch *nur eine schlackenarme Nahrung* erfordert, während ein *Reinigungseinlauf entfällt*. Es unterbleibt auch die Untermischung des Kontrastmittels mit Magensaft, ferner wird das Kontrastmittel bei dem überaus schnellen Transport nicht eingedickt. Die Untersuchung selbst kann gut gelenkt werden, und die *Untersuchungsdauer ist kurz*. Als besonders geeignet erscheint uns dieses Verfahren bei Kontrollen, z. B. bei schon bekanntem Morbus Crohn.

Nachteile   An Nachteilen der Methode sei erwähnt, daß meist schon nach wenigen Minuten eine *sehr starke Dünndarmsekretion* einsetzt, die eine Detaildiagnostik nicht mehr zuläßt. Auch muß die häufig erforderliche Magenuntersuchung gesondert in einem eigenen Untersuchungsgang durchgeführt werden. Das Einführen der Sonde stellt bei Kindern bereits eine Belastung dar, und das Dirigieren der Sonde durch den Pylorus verlängert ungebührlich die Durchleuchtungszeit. Die Kontrastmittelapplikation ist unphysiologisch, so daß eine Beurteilung funktioneller Dünndarmstörungen erschwert wird. Auch werden die einzelnen Schlingen infolge ihrer Weite nach der Füllung des ganzen Dünndarms ziemlich unübersichtlich, wobei umschriebene Läsionen übersehen werden können.

Doppelkontrastuntersuchung des Magens und des Duodenum

Prinzip

Zur differenzierten Darstellung von Reliefveränderungen der Magenhinterwand, speziell im Bereich des Magenkörpers und des Antrum, bewährt sich gelegentlich das Doppelkontrastverfahren. Das Prinzip der Methode besteht in der Kombination eines positiven Kontrastmittels, also eines Bariumpräparates, mit einem negativen Kontrastmittel, also mit Luft.

Nach der Kontrastmittelgabe wird das Bariumpräparat in horizontaler Position unter fließender Rotation gleichmäßig auf der gesamten Mageninnenwand in dünner Schicht verteilt und die Untersuchung in Rückenlage fortgesetzt. Je nach Position verlagert sich die Magenblase in den Fornix oder das Antrum. Die Luftmenge kann im Magen durch Insufflation über eine Sonde vergrößert werden. Auch fördert der Zusatz spezieller Präparate (z. B. Gastrovison) die Gasentwicklung durch frei werdendes Kohlendioxid. Der Magen ist dann so stark aufgebläht, daß sich oberflächliche Reliefveränderungen, eine Wandstarre oder Deformitäten im Antrum besonders gut beurteilen lassen. Wir beschränken das Doppelkontrastverfahren nur auf diejenigen Kinder, bei denen mit der üblichen Relieftechnik eine einwandfreie Klärung nicht gelingt.

Indikation

Die Doppelkontrastmethode ist auch für die Untersuchung des Bulbus duodeni geeignet. Mit ihr lassen sich oberflächliche Schleimhautläsionen oder kleine Tumoren überzeugend darstellen.

Pharmakoradiographie Indikationen

Die **medikamentöse Hypotonie** kann bei der Untersuchung einzelner Abschnitte des Magen-Darm-Traktes, angefangen vom Oesophagus bis zum Colon, hilfreich sein. Nach der Gabe von Buscopan i. v. (1 mg/kg Körpergewicht) werden beispielsweise Oesophagusvaricen besser sichtbar. Auch gelingt die Darstellung von Oesophagusstenosen überzeugender. Allerdings muß die konventionelle Untersuchung zur Orientierung meist vorausgeschickt werden. Etwa 30 s nach der intravenösen Applikation setzt die Hypotonie ein, die nur wenige Minuten anhält. Während dieser Zeit muß über zweifelhafte Befunde Klarheit erzielt werden.

Hypotone Duodenographie	Auch mit Hilfe der hypotonen Duodenographie sind Verbesserungen der Duodenaldiagnostik möglich, falls Wand- bzw. Schleimhautveränderungen vorliegen. Es handelt sich bei diesem Verfahren um die **Kombination einer Doppelkontrastuntersuchung mit** der Anwendung eines **Spasmolyticums** (Buscopan). Nach der Applikation des Kontrastmittels kann während einer vorübergehenden linken horizontalen Seitenlage meist ausreichend Luft aus dem Magen in das Duodenum dirigiert werden, so daß ein Doppelkontrast resultiert.
Glucagon	Auch Glucagon ist zur Kontraktionshemmung im Bereich des oberen und unteren Darmtraktes während der letzten Jahre von mehreren Autoren erfolgreich während der Röntgendiagnostik verwendet worden. Nebenwirkungen (Übelkeit und Erbrechen) sind aber möglich.
Endoskopische retrograde Choledochopankreaticographie (ERCP)	Seit der Entwicklung leicht biegsamer und vor allem dünner Fiberendoskope sowie der Verbesserung ihrer Optik besteht auch die Möglichkeit, bei Kindern nach Sondieren der Papilla Vateri retrograd das Gallensystem und den Ductus pancreaticus mit wasserlöslichem Kontrastmittel darzustellen. Voraussetzung ist die gute Zusammenarbeit mit einem erfahrenen Endoskopiker. Die Ergiebigkeit der Methode ist groß, wenn
Indikationen	nicht eine Anomalie oder eine Papillensklerose den Zugang unmöglich machen. Zwar erscheint die Indikation für diese Untersuchung beim Kinde bisher begrenzt, sie bietet sich aber an bei Verdacht auf **Choledochuscysten, Gallensteinen** mit Verschlußsymptomatik, **Stenosen oder Dilatationen der Gallenwege** mit Störungen des Gallenabflusses, einer **Papillenstenose** oder **Pankreascysten**. Insgesamt lassen sich Verschlüsse, Abflußstörungen durch Anomalien sowie intrakranalikuläre Prozesse aufdecken, aber nur zum Teil differenzieren.
Risiko	Die Risiken der Methode bestehen in einer durch die Untersuchung **provozierbaren Pankreatitis** oder **Cholangitis**, sind aber bei einem eingearbeiteten Team gering.
Computertomographie der Organe des Verdauungstraktes Vorteile	Sie gilt heute schon als eine zwar aufwendige, aber **schmerzlose Untersuchungsmethode**, die eine **gute räumliche Organübersicht** vermittelt und eine Reihe von Erkrankungen besser erkennen läßt, als es bisher möglich war. Die Methode gewinnt als modernstes Untersuchungsverfahren rasch an Boden, wird aber noch durch den **apparativen Aufwand** und **hohe Kosten** limitiert; hinzu kommen apparative Unzulänglichkeiten, die für die Untersuchung von Kindern vor allem in bisher zu langen Expositionszeiten liegen. Es resultieren daher Bewegungsartefakte in Form von Streifenbildungen, die
Nachteile	

durch die Organbewegung z. B. infolge der Atmung und der Darmperistaltik auftreten. Die bei Kindern reichlich vorhandene Darmluft bereitet weitere Schwierigkeiten. Auch wird die Organdifferenzierung dadurch limitiert, daß die **Bauchorgane des Kindes** nur spärlich von Fett umgeben sind und sich daher *schwer abgrenzen* lassen.

Indikationen Die CT-Untersuchung soll gezielt eingesetzt werden, sobald der Verdacht auf eine Erkrankung im Bereich der Verdauungsorgane besteht, der zwar durch den Einsatz aller nicht invasiven Untersuchungsmethoden erhärtet wurde, aber der Differenzierung bedarf. Hierher gehören außer allgemeinen Organvergrößerungen Veränderungen innerhalb der **Leber** selbst wie Cysten, Abscesse, Hämatome, Verkalkungen und Nekrosen, Choledochuserweiterungen und ein Gallenblasenhydrops. Im Bereich der **Milz** lassen sich Tumoren und Cysten überzeugend nachweisen. Innerhalb des **Pankreas** gelingt die Darstellung von Pseudocysten, Abscessen sowie Tumoren. Nicht organgebunden lassen sich ein **Ascites**, intra- und retroperitoneale Hämatome, vergrößerte paraaortale Lymphknoten, **Cysten** und **Tumoren in der Bauchhöhle** diagnostizieren. Durch die Möglichkeit der quantitativen Bestimmung des Absorptionsquotienten einzelner Gewebe kann man auch gut zwischen soliden und cystischen Gebilden, zwischen Fettgewebe, Kalk, flüssigem und geronnenem Blut unterscheiden. Bei malignen Geschwülsten im Bauchraum wird heute die CT-Untersuchung zur Bestrahlungsplanung und zur Kontrolle des Bestrahlungserfolges eingesetzt.

Nachteil Die **Strahlenexposition der Haut** ist pro Untersuchung **nicht unerheblich,** hängt aber vom Alter des Kindes, dem Untersuchungsort und der Zahl der Schnitte ab. Für die Höhe der Gonadendosis ist der Abstand des untersuchten Körperabschnittes von den Keimdrüsen entscheidend.

Literatur

1 Anacker H (1977) Die endoskopische retrograde Pankreatiko-Cholangiographie. In: Frommhold W, Gerhardt P (Hrsg) Erkrankungen der Organe des rechten Oberbauches. Thieme, Stuttgart
2 Boldt DW, Reilly BJ (1977) Computed tomography of abdominal mass lesions in children. Radiology 124; 371
3 Brasch RC, Boyd DP, Gooding CA (1978) Computed tomographic scanning in children: comparison of radiation dose and resolving power of commercial CT scanners. Am J Roentgenol 131; 95

4 Buurmann R, Vogel H, Bücheler E (1979) Die Computertomographie des Körperstammes bei Kindern. Monatsschr Kinderheilk 127; 59
5 Ebel KlD, Willich E (1979) Die Röntgenuntersuchung im Kindesalter, 2. Aufl. Springer, Berlin Heidelberg New York
6 Fendel H (1968) Die Patientenexposition in der diagnostischen Kinderradiologie. Röntgenpraxis 21: 1
7 Fuchs WA, Triller J (Hrsg) (1978) Ultraschall – Computertomographie des Abdomens. Huber, Bern Stuttgart Wien
8 Hagemann G, Töllner D, Saure D, Freyschmidt J (1976) Neue Verstärkerfolien in der klinischen Radiologie. Fortschr. Röntgenstr. 124: 483
9 Hancken G, Jötten G (1976) Erfahrungen über die Aufnahmetechnik mit neuen hochverstärkenden Folien. Röntgenstrahlen 34: 15
10 Huchzermeyer H, Burdelski M, Gebel M (1979) Diagnostische Bedeutung der endoskopischen retrograden Cholangio-Panreatikographie (ERCP) und der perkutanen transhepatischen Feinnadelcholangiografie (PTC) beim Cholestase-Syndrom im Kindes- und Jugendalter. Leber Magen Darm 9: 60
11 Jungk K (1977) Colon-Doppelkontrastuntersuchung mit Glukagon. Methodik und Resultate. Röntgenblätter 30: 8
12 Künne KA (1978) Röntgenanlagen für die gastro-intestinale Diagnostik (Technischer Stand und Probleme). Röntgenblätter 31: 57
13 Lassrich MA, Richter E, Jötten G (1977) Das DIAGNOST 73 P, ein Universalgerät für die pädiatrische Radiologie. Röntgenstrahlen 36: 12
14 Lissner J, Scherer U (1979) Der Wert der Computertomographie bei Leber- und Milzerkrankungen. Röntgenblätter 32: 1
15 Prevot R, Lassrich MA (im Druck) Röntgendiagnostik des Verdauungstraktes beim Erwachsenen und Kinde. Thieme, Stuttgart
16 Rosenbusch G (1978) Der Dünndarmeinlauf oder das Enteroklysma nach Sellink. Röntgenblätter 31: 614
17 Rosenbusch G, Adrichem ThJ van, Penn W (1978) Bestandsaufnahme in der Röntgendiagnostik des Gastrointestinaltraktes (insbesondere des Dünn- und Dickdarms sowie der Gallenwege). Röntgenblätter 31: 65
18 Sellink JL (1976) Radiological atlas of common diseases of the small bowel. Stenfert Kroese, Leiden
19 Vogel H, Löhr H, Wallbaum F (1978) Strahlenexposition und -risiko bei der Röntgendiagnostik des kindlichen Verdauungstraktes. Klin Pädiatr 190: 560

1.2 Ultraschalldiagnostik in der pädiatrischen Gastroenterologie (P.-J. Schulze)

1.2.1 Einleitung

Die diagnostisch angewandte Ultrasonografie ist ein nichtinvasives, nicht schmerzhaftes und nach heutigem Wissen [4]

Bei der Magen-Darm-Diagnostik unterlegen

nicht schädliches Verfahren. Sie ist in der Gastroenterologie im engeren Sinne **anderen diagnostischen Verfahren** (Kontrastmitteluntersuchungen, Endoskopie) gewöhnlich **in der Aussagekraft unterlegen,** da die schon physiologischerweise im Verdauungskanal befindliche Luft im sonografischen Bild zu kaum verwertbaren Echostrukturen führt (s. unten). Außerdem liegt normalerweise die Wandstärke der Verdauungsorgane im Grenzbereich sonografischen Auflösungsvermögens.

Bei der abdominellen Organdiagnostik überlegen

Hingegen ist die Sonografie für die Diagnostik der an der Verdauung beteiligten Organe **Leber, Gallenblase, Pankreas** und für die benachbarten Organe **Milz, Nieren, Beckenorgane, Gefäße** sowie **für raumfordernde und verdrängende Prozesse** in diesem Bereich **von großer Aussagekraft.**

1.2.2 Methodik

Schallerzeugung

Bei den gebräuchlichen Ultraschallverfahren gelangen unter Anwendung des piezoelektrischen Effekts Schallwellen von einer Wellenlänge jenseits der Hörgrenze (1–5–10 MHz) über einen der Haut aufgesetzten Sender in den Körper. Als Kontaktmittel dienen ölige oder gelartige Substanzen.

Schallimpedanz

Die Schallimpulse werden um so stärker an den Trennflächen zweier Medien reflektiert, je größer die Differenz der Impedanzen in diesen Medien ist. Die akustische Impedanz ist das Produkt aus der Dichte eines Mediums und der in ihm erreichten Schallgeschwindigkeit. Im Körper ist die Impedanz in Luft am niedrigsten und im Knochen am höchsten. Der Reflexionskoeffizient R als Maß für die Reflexion ist immer eine positive Größe, einerlei ob die Differenz ein positives oder negatives Vorzeichen führt, ob also die Impedanz jenseits der akustischen Grenzfläche größer oder kleiner wird.

Starke Reflexion

Luft, Knochen

Die durch Teilreflexionen der Schallimpulse markierten **akustischen Grenzflächen stimmen weitgehend mit den anatomischen Abgrenzungen überein.** Wenn allerdings Luft oder Knochen einen Teil einer akustischen Grenzfläche bilden, wird der Schall fast völlig reflektiert [5], da die Impedanzen dieser Medien zu denen im übrigen Organismus sehr große Differenzen aufweisen; für die jenseits der Grenzfläche liegenden Strukturen steht keine Schallenergie mehr zur Verfügung. **Durch Darmluft wesentlich beeinträchtigte Dar-**

stellungen des Abdomens sind häufig, sie sollen schätzungsweise bis zu 25% der Untersuchungen betreffen [15]. Eine *starke Schallreflexion* erfolgt auch *an* anderen, sehr *dichten Materialien,* wie chirurgischen *Metallclips, Kalkablagerungen* und *Bariumsulfat.*

Cystisches Reflexverhalten

Flüssigkeitsgefüllte Hohlräume des Körpers wie Gefäße, Gallenblase und Blase kommen *echofrei* zur Darstellung; man spricht hier von einem cystischen Reflexverhalten. Solide nennt man hingegen die von zahlreichen Einzelechos gebildete *Echobinnenstruktur parenchymatöser Organe wie Leber, Niere und Milz.* Die Kombination von soliden und cystischen Anteilen ergibt ein als komplex bezeichnetes Reflexmuster. Die an den verschiedenen Grenzflächen ausgelösten Echos gelangen zum Sender zurück, der in den Sendepausen als Empfänger arbeitet, und werden abhängig von ihrer Laufzeit und ihrer Intensität elektronisch verarbeitet.

Parenchymorgane: Echobinnenstruktur

Eindimensionale Darstellung: A-Scan

Der A-Scan stellt *ein Echodiagramm* dar, bei dem die Ordinate die Impulsnohen der Echos und die Abscisse den Abstand der Echos von der Haut dokumentiert.

Zweidimensionale Darstellung: B-Scan

Im B-Scan als dem eigentlich bildgebenden Verfahren wird mittels *vieler A-Scans* eine *Schnittebene des Körpers zweidimensional* abgebildet. Dabei werden die Impulshöhen der A-Scans in Helligkeitswerten dargestellt. Die Bilder werden heute üblicherweise in mehreren Graustufungen („gray scale scan") abgebildet. Bei der Erstellung von B-scan gibt es im wesentlichen zwei Verfahren:

Compound-Scan

Beim Compound-Scan wird ein relativ kleiner, an einem Ausleger befestigter Schallkopf (Transducer, Applicator) in der gewünschten Schnittrichtung über den Körper geführt. Es entsteht ein *statisches Bild* mit guter optischer Auflösung.

Mitarbeit des Patient nötig

Der Patient sollte bei diesem Verfahren so lange den *Atem anhalten,* bis der Untersucher die jeweilige Schnittebene „abgefahren" hat. Andernfalls entstehen wellenförmige Bewegungsartefakte. Außerdem sollte er, besonders bei den Transversalschnitten, wegen der atemabhängigen Organverschieblichkeit bei jeder Schnittführung gleich *tief inspiriert* haben. Der Vorteil des Compound-Scans besteht, abgesehen von der guten Abbildungsqualität, darin, daß gewöhnlich standardisierte *longitudinale und transversale Schnitte in 1-cm-Abständen* angefertigt werden, die die Reproduzierbarkeit bei späteren Untersuchungen und die räumliche Orientierung erleichtern. Die *Methode ist relativ arbeits- und zeitaufwendig* und verlangt eine gute Mitarbeit des Patienten.

Rasche Folge von B-Scans: bewegliches Bild von Bewegungsabläufen

Beim **Real-time-Verfahren** werden unter Verwendung breiterer Transducer so kurzfristig hintereinander B-Scans aufgebaut, daß aufgrund der raschen Bildfolge auf dem Fernsehmonitor der Eindruck eines beweglichen Bildes entsteht. Ein Vorzug der Methode ist, daß der Untersucher rasch eine Übersicht gewinnt und daß er die Position des Schallkopfes unter Sichtkontrolle korrigieren kann, bis optimale Abbildungsverhältnisse einer interessierenden Region erreicht sind. Er gelangt also schneller als beim Compound-Scan zu informativen Abbildungen. Dies ist vor allem **bei unruhigen Patienten ein Vorteil.** Nachteilig sind die vergleichsweise **schlechtere Abbildungsqualität** und die schlechtere **Reproduzierbarkeit** von Schnitten **bei** späteren **Kontrolluntersuchungen.** Im übrigen kann man bei dieser Methode anhand der Bilddokumentation **allein** sehr viel schlechter eine Beurteilung abgeben als beim Compound-Verfahren.

Suchverfahren für anschließenden Compound-Scan

Unter Berücksichtigung der Eigenheiten beider Verfahren kann es von Vorteil sein, zunächst eine Voruntersuchung im Real-time-Verfahren und anschließend eine detaillierte Untersuchung und Dokumentation mit dem Compound-Scan durchzuführen. Zweifellos werden in Zukunft noch mehr Real-time-Geräte als bisher Verwendung finden, da ihre Abbildungsqualität in letzter Zeit deutlich verbessert worden ist.

1.2.3 Anwendung

Sonografische Abklärung von Resistenzen

Ein guter Teil sonografischer Untersuchungen in der Pädiatrie dient der Darstellung und topografischen Zuordnung von palpatorisch auffälligen Resistenzen [20, 22, 34, 39, 44, 56, 61, 83, 85].

Cystische und solide Raumforderungen gut zu differenzieren

Es liegt im Wesen der Untersuchung, daß sich cystische Areale durch das Fehlen von Binnenechos meistens gut von solide oder komplex strukturierten unterscheiden lassen. Dies kann von prognostischer Bedeutung sein angesichts der kürzlich bestätigten Erfahrung [22], daß sich gewöhnlich **solide Raumforderungen bei Kindern** als **bösartig** und **cystische** als **gutartig** erweisen, während **bei komplex strukturierten beides möglich** ist.

Die zuverlässige Differenzierung cystischer von soliden Arealen ist vielfach beschrieben worden, so z. B. für Leber [2, 71,

78], Nieren [14, 29, 41, 50, 74, 83], Pankreas [21, 70 u. a.], Uterus und Ovarien [18, 47, 48, 77]. Es ist jedoch zu beachten, daß zuweilen *cystische Befunde durch solide Tumoren mit ungewöhnlich homogener Binnenstruktur* (Lymphome, Sarkommetastasen) *vorgetäuscht* werden können [15, 21]. Andererseits wird die Unterscheidung eines cystischen Areals von soliden Regionen aus technischen Gründen um so schwieriger, je kleiner es ist. In diesem Zusammenhang ist zu betonen, wie wichtig, besonders bei Kindern, eine sorgfältige sonografische Technik ist [34].

Vorsicht bei homogener Binnenstruktur

Rechter Oberbauch: Leber

Eine pathologische *Resistenz unterhalb des rechten Rippenbogens* kann nicht selten durch eine normal große, jedoch den Rippenbogen unterragende Leber bzw. einen Riedel-Lappen oder eine tief liegende Niere vorgetäuscht werden [36, S. 175]. Ist die Leber wirklich vergrößert, so können Echobinnenstruktur (echodicht/echoarm; regelmäßig/unregelmäßig/ herdförmige Veränderungen; solide/komplex/cystisch) und Konturen, besonders die des caudalen Leberrandes (spitzwinklig/abgerundet/ventral- und/oder dorsalkonvex) richtungsweisend sein.

Gallenwege

Eine erweiterte Gallenblase oder cystische Veränderungen der Gallenwege (z. B. Choledochuscysten) sind rasch nachweisbar.

Niere

Auch eine Vergrößerung der rechten Niere läßt sich anhand der Form, der Parenchymdicke sowie des Reflexmusters von Parenchym und Nierenbecken sonografisch näher einordnen. (z. B. Hydronephrose, Cysten, Tumor). Dabei kann die Differentialdiagnose cystischer Befunde schwierig sein [83].

Tumor

Ist eine Resistenz sonografisch im rechten Oberbauch nachweisbar, jedoch keinem der genannten Organe zuzuordnen, muß an einen *retroperitonealen Tumor* gedacht werden. Außerdem ist je nach Lage des Befundes auch eine *vom Colon*, vom Mesocolon oder *vom großen Netz ausgehende Raumforderung* zu diskutieren. Große cystische und lipomatöse Netzveränderungen sind bei Kindern beschrieben worden [34].

Hämatom

Schließlich ist vor allem nach stumpfem Bauchtrauma die Möglichkeit eines *retroperitonalen Hämatoms* zu erwägen, in das offenbar häufig der Pankreaskopf und das absteigende Duodenum einbezogen werden, wie an mehreren pädiatrischen Fällen gezeigt worden ist [19]. Allerdings erfolgt hier die sonografische Untersuchung in der Regel weniger aufgrund einer tastbaren Resistenz als aufgrund der klinischen Symptomatik.

Linker Oberbauch: Milz

Niere

Magen

Pankreas

Eine tastbare **Resistenz unterhalb des linken Rippenbogens** wird am häufigsten durch eine vergrößerte Milz verursacht. Die Vergrößerung ist sonografisch gut nachweisbar. Dies gilt auch für subcapsulär gelegene Hämatome [1] und für angeborene oder erworbene Milzcysten [9, 84]. Ferner kann eine Resistenz von der linken Niere, einem retroperitonealen Tumor, einem Colonprozeß oder auch bloß von einem erweiterten Magen herrühren. Im Falle eines cystischen Befundes ist auch an eine im Kindesalter seltene Pankreaspseudocyste [84] zu denken. Sie kann ähnlich wie beim Erwachsenen durch Flüssigkeit im Magenfundus vorgetäuscht werden [36, S. 174].

Übriges Abdomen: Cysten Tumoren Lymphome

Resistenzen im übrigen Abdomen können, abgesehen von den schon erwähnten cystischen oder soliden Veränderungen, die an verschiedenen Stellen des Abdomens angetroffen werden können, auch von vorwiegend im Unterbauch lokalisierten cystischen oder komplexen Ovarialmassen herrühren, die eine ungewöhnliche Größe erreichen können und deren Unterscheidung von Mesenterialcysten unmöglich sein kann [84]. Zentral gelegene, harte, knotenförmige Resistenzen können Ausdruck einer das Mesenterium, das Netz und die abdominalen Lymphknoten erfassenden Metastasierung sein [34].

Pulsierende Resistenz

Eine pulsierende Resistenz kann durch ein auch bei kindlichen Patienten beschriebenes [60] Aortenaneurysma, eine dicht unter der Bauchdecke gelegene Aorta oder durch eine der Aorta anliegende und die Pulsationen fortleitende Struktur (Tumor, Pankreascyste u. a.) verursacht sein.

Sonografische Darstellung klinisch oder laborchemisch auffälliger Regionen oder Organe

Untersuchung auch bei gestörter Organfunktion

Eine weitere Aufgabe der Sonografie besteht in der gezielten Darstellung klinisch oder laborchemisch auffällig gewordener Regionen oder Organe, z. B. von Nieren, Leber/Gallenblase und Pankreas, ohne daß eine Resistenz tastbar zu sein braucht. Da die Sonografie ausschließlich von der Morphologie abhängig ist, sind Störungen der Organfunktion, die die Darstellung mit Kontrastmittel unmöglich machen können (Urogramm, Cholegramm), kein Untersuchungshindernis. Insofern bietet sie sich z. B. bei einer **Anurie** oder einem **Ikterus** als Untersuchungsmethode an. Weitere Indikationen für eine sonografische Untersuchung sind eine diffuse **Hämaturie**, der Verdacht auf einen intraabdominalen **Absceß,** Beschwerden nach einem stumpfen Bauchtrauma, das sogenannte *„akute*

Abdomen", die Suche nach einem *okkulten Neoplasma* sowie *unklare Vergrößerung des Bauchumfangs* [36, S. 175–178].

Messungen, Volumenbestimmungen und gezielte Punktionen

Exakte Größen- und Volumen- bestimmungen

Die Möglichkeit linearer Messungen mittels in das Bild *einblendbarer Meßskalen* (Marker) dient der Größen- und ggf. auch der Volumenbestimmung [54, 59] interessierender Organe oder Regionen. Ferner dient sie der Ermittlung der Punktionstiefe bei gezielten Nadelbiopsien. Eigens für Punktionen bestimmte Schallköpfe sowie neuerdings Real-time-Vorrichtungen zur *Darstellung der Nadelspitze* während der Punktion sind im Handel erhältlich [15].

Punktions- kontrolle

Cystenpunktionen bzw. -drainagen mit Hilfe der Sonografie zu diagnostischen oder therapeutischen Zwecken sind sowohl aus der Erwachsenenmedizin als auch aus der Kinderheilkunde bekannt [15]. Neben Nieren-, Leber- und Pankreascysten sind Urinome, Hämatome und Abscesse [11, 23, 32] punktiert worden. Auch *antegrade Pyelografien* und *percutane Nephrostomien* [3, 57] sowie *percutane Nierenbiopsien* [25] werden häufig unter sonografischer Kontrolle durchgeführt. Ebenso können *gezielte Nadelbiopsien* an Leber, Pankreas, Lymphknoten und anderen sonografisch auffälligen Regionen zum Zweck einer cytologischen oder histologischen Untersuchung vorgenommen werden, ohne daß wesentliche Komplikationen auftreten [15].

Organe

Leber

Die Sonografie erlaubt neben einer Aussage über Größe und Form der Leber auch eine Aussage darüber, ob *herdförmige Veränderungen* vorliegen oder nicht. Wichtig ist außerdem die Möglichkeit, cystische Areale relativ sicher zu erkennen. Cystische, d. h. echofreie Areale, stammen gewöhnlich von Cysten, Hämatomen oder Abscessen und sind somit als benigne anzusehen. Wie schon erwähnt, bilden manche Lymphome und Sarkommetastasen hier eine Ausnahme; als fälschlicherweise gutartig können auch nekrotische Metastasen angesehen werden [87].

Das sonografische Bild von *Lebermetastasen* ist vielfältig [31, 67]. Neben den seltenen echofreien finden sich hauptsächlich echoarme, echoreiche, echoreiche mit einem echoarmen Hof versehene („bull's eye pattern", [67]) und diffuse Metastasenformen. Eine diffuse, nicht herdförmige, mit einer Lebervergrößerung einhergehende Metastasierung kann leicht im Sinne eines nichtbösartigen Leberumbaus fehlgedeutet werden.

Eine Korrelation zwischen sonografischem Aspekt und dem Ursprung bzw. der Histologie von Metastasen war bisher nicht nachzuweisen [31]. Ähnlich enttäuschend sind bisher Versuche verlaufen, bei diffusen, nichtmalignen Lebererkrankungen Histologie und sonografischen Aspekt miteinander zu korrelieren. Nach einer neueren Untersuchung ist es zwar sonografisch möglich, Fettlebern und cirrhotische Lebern von normalen Organen zu unterscheiden; doch läßt sich weder eine normale von einer an Hepatitis erkrankten Leber, noch eine cirrhotische Leber von einer Fettleber sicher unterscheiden [28].

Intra- und extrahepatische Gallengänge

Im Falle eines Ikterus ist die sonografische Beurteilung der Gallengänge für die Beantwortung der Frage wichtig, ob es sich um einen hepatocellulären oder einen Verschlußikterus handelt.

Verschlußikterus

Ein *peripherer Gallengangsverschluß* führt bei normal angelegtem Gallengangssystem zu einer sonografisch nachweisbaren Erweiterung der Gallengänge [46]. Bei ausgeprägten Fällen imponieren die erweiterten intrahepatischen Gänge als sternförmig von der Leberpforte ausgehende, gekrümmt verlaufende, tubuläre „Gefäße" [15]. Ein weniger ausgeprägter Verschluß ist mit Hilfe des *„parallel channel"*-[12] oder des *„shot-gun"-Zeichens* [80] erkennbar. Hierunter versteht man die gleichzeitige Darstellung des rechten oder linken erweiterten Ductus hepaticus und eines parallel dazu verlaufenden Hauptastes der V. portae bzw. des Ductus choledochus und der Pfortader.

Intrahepatische Gallengänge

Die Verwechselung von Venen mit erweiterten intrahepatischen Gallengängen ist vermeidbar, wenn man die Unterschiede in Verlauf, Aufzweigungsmuster und den Wandreflexen beachtet [8, 46, 72].

Extrahepatische Gallengänge

Verfeinerte Methoden der Darstellung erweiterter extrahepatischer Gallengänge sind in letzter Zeit entwickelt worden; z. T. ist mit ihnen der *Ort des Verschlusses zu lokalisieren* [8, 49, 63, 80].

Die sonografisch ermittelte obere Kalibergrenze des Ductus hepaticus communis beim Erwachsenen [8 63, 80] liegt unterhalb der üblicherweise aufgrund von Cholangiogrammen angegebenen Grenzen. Dieser Unterschied wird auf die projektionsbedingte Vergrößerung im Röntgenbild sowie die choleretisch bedingte Kaliberzunahme des Ganges während der intravenösen Cholangiografie bzw. die Aufweitung des Ganges bei direkter Injektionstechnik zurückgeführt [15]. Insofern dürften auch die kürzlich cholangiografisch ermittelten *Normalwerte des Ductus hepaticus communis bei Kindern* [86] oberhalb der (noch) sonografisch zu ermittelnden Werte liegen und daher nicht ohne weiteres in der Sonografie verwendbar sein.

Choledochus-cyste Eine seltene, in letzter Zeit vereinzelt an jungen Patienten sonografisch nachgewiesene Anomalie [6, 16, 89] ist die *Choledochuscyste*. Sonografisch lassen sich hier zusätzlich zur Gallenblase mindestens ein cystisches, dem Ductus choledochus zuzuordnendes Areal, sowie gestaute intrahepatische Gallengänge nachweisen. Gleichfalls selten ist die frühzeitig sonografisch erfaßbare [7] *congenitale duktuläre Ektasie* (Caroli's disease).

Angaben über den sonografischen Aspekt der *neonatalen Hepatitis* und biliären Atresie sind dem Verfasser nicht bekannt. Beide Erkrankungen bieten pathologisch und röntgenologisch komplexe, teilweise ähnliche Bilder [35, S. 228–230]. Bei beiden werden, vermutlich auch sonografisch zu erfassende, Erweiterungen der Gallengänge beschrieben.

Gallenblase Die Gallenblase macht bei Kindern nur selten Beschwerden; chronische Cholecystitis, Empyem, Tumoren und Gallensteine sind selten. Zwei Fälle von *Gallenblasenhydrops* bei mucocutanem Lymphknotensyndrom [51] sowie zwei weitere ohne erkennbare Ursache [83] und *Gallensteine* bei Sichelzellanämie [37] sind kürzlich beschrieben worden.

Normalerweise stellt sich die Gallenblase als echofreies, birnenförmiges Areal dar. Ein *Gallenblasenkonkrement* imponiert als im Lumen gelegener, umschriebener, echoreicher Bezirk mit einem jenseits der Schallquelle sich in Schallrichtung ausbreitenden „Schallschatten". Liegt ein verdächtiger Bezirk nicht im Lumen oder fehlt ihm der Schallschatten, so ist ein Konkrement in der Regel auszuschließen.

Pankreas schwer darzustellen Da das Pankreas sich trotz guter Schallbedingungen zuweilen nicht oder oft *nur unvollständig* von seiner Umgebung *abgrenzen* läßt, dient die Darstellung der dem Pankreas benachbarten Gefäße (A. mesenterica sup., Vv. portae, cava und lienalis) und des dorsalen Leberrandes als Gewähr dafür, daß die Schnittebene in der Pankreasregion liegt [62, 76]; ferner läßt sich mit Hilfe dieser Orientierungsstrukturen *indirekt die Ausdehnung des Pankreas bestimmen.* Normen für die Pankreasgröße sind bisher zwar für Erwachsene [79], nicht aber für Kinder aufgestellt worden.

Neben der Größe sind Form und Echomuster des Pankreas für dessen Beurteilung wichtig. Normalerweise ist die etwas *grobe, „pflastersteinartige" Binnenstruktur* echodichter als die des linken Leberlappens. Bei einer akuten Entzündung wird das Pankreas durch die ödematöse Schwellung größer und echoärmer [68, S. 59]. Wegen der häufigen Bildung von *Pseudocysten* [26, 43] sind wiederholte Untersuchungen bei einer Pankreatitis anzuraten. Während einige Pseudocysten sich spontan zurückbilden [66], persistieren andere bzw. nehmen an Größe zu, so daß zu Vermeidung der mit einer Ruptur verbundenen Gefahren eine Operation notwendig werden kann. Im Kindesalter kommen Pseudocysten u. a. als Folge stumpfer Bauchtraumen und bei hereditärer Pankreatitis vor. Bei letzterer scheinen sie häufiger zu sein, als bisher angenommen wurde [21]. Pankreaspseudocysten können weit entfernt vom eigentlichen Pankreas vorkommen (z. B. im Unterbauch), so daß sie bei ungeklärten abdominalen Cysten differentialdiagnostisch zu berücksichtigen sind. Eine frühzeitige Entdeckung chemotherapiebedingter Pankreasschwellungen bei Kindern ist sonografisch möglich [64].

Pankreaspseudocysten leicht darzustellen

Pankreasvergrößerung

Eine allgemeine Pankreasvergrößerung spricht gewöhnlich für eine *Pankreatitis*. Neben den schon erwähnten akuten gibt es subchronische und chronische Formen, bei denen das Organ weniger stark geschwollen und in der Echostruktur dichter ist [68, S. 59]. Hingegen spricht eine umschriebene Vergrößerung entweder für eine chronische Pankreatitis oder für ein *Pankreascarcinom* [68]. Beide sind häufig echoärmer als das übrige Pankreas.

Die endgültige Diagnose ist durch den sonografischen Befund allein nicht zu stellen; *andere Methoden* wie Computertomografie, endoskopische Pankreatografie, Angiografie und gezielte Punktion *dienen der Abklärung*. Gleichwohl fällt der Sonografie bei der frühzeitigen Entdeckung des Pankreascarcinoms, einschließlich der im Kindesalter seltenen Fälle [53], eine wichtige Rolle zu.

Im Zusammenhang mit einer Raumforderung im Pankreaskopfbereich ist auf den diagnostischen Wert der Darstellung des erweiterten Pankreasganges hingewiesen worden [27, 81].

Nieren und Nebenniere

Die sonografische Nierendarstellung ist über gezielte urologische oder nephrologische Fragestellungen hinaus zur Abklärung unklarer Bauchbeschwerden auch von gastroenterologischem Interesse, umso mehr, wenn ein negatives Urogramm oder eine Kontrastmittelunverträglichkeit vorliegt.

Gute Darstellbarkeit Die Möglichkeit, nicht nur **Lage, Form und Größe** der Niere zu bestimmen, sondern auch solide von **cystischen Arealen gut zu differenzieren,** ist angesichts des häufigen Vorkommens von Nierencysten und der Erfahrung, daß die meisten cystischen Nierenveränderungen gutartig und viele solide Veränderungen bösartig [15] sind, von klinischer Bedeutung. Es gilt jedoch auch hier die Einschränkung, daß echofreie Zonen nicht immer von gutartigen Cysten herrühren, sondern manchmal u. a. auch durch solide **Tumoren** und zentrale tumoröse Einschmelzungen [30] verursacht werden. Einen cystischen Aspekt bieten auch frische renale und perirenale **Abscesse** [69] und **Hämatome** [84]. Andererseits können gutartige Cysten durch Einblutung, Infektion, Verkalkung oder multiple Septen ein atypisches, komplexes Bild bieten [10]. Dies gilt auch für in Organisation begriffene Abscesse und Hämatome [84].

Hydronephrosen Hydronephrosen sind entweder primär angelegt oder entwickeln sich sekundär infolge einer Harnabflußstörung. Häufig bestehen gleichzeitig **sonografisch nachweisbare Anomalien der ableitenden Harnwege** [17, 20, 82]. Bei gering- bis mittelgradigen Hydronephrosen wird der normalerweise echoreiche **Becken-Kelch-Komplex** von einer zentralen echofreien, das aufgeweitete Nierenbecken darstellenden Zone **auseinandergedrängt.** Bei höhergradigen Formen kommen zusätzlich die erweiterten Kelche zur Darstellung. Hochgradige Formen schließlich, die bei Kindern zu einer deutlichen Zunahme des Leibesumfanges führen können [85], stellen sich im Sonogramm als großer, „cystischer Sack" [68, S. 92] dar.

Wilms Tumor Eine Vergrößerung des Bauchumfanges im Kindesalter ist häufig auch der erste Hinweis auf einen Nierentumor. Meistens handelt es sich dabei um vorwiegend links auftretende **embryonale Mischgeschwülste** (Wilms-Tumoren), die sich im Sonogramm **echoärmer** als das normale Nierengewebe darstellen. Die differentialdiagnostische Abgrenzung gegen einen Milztumor, eine Hydronephrose, eine Cystenniere oder ein retroperitoneales Sarkom ist sonografisch relativ einfach.

Neuroblastom Auch ein meist von der Nebenniere ausgehendes **abdominelles Neuroblastom** kann einen Nierentumor vortäuschen. Sonografisch ist es meist gut von der Niere abzugrenzen. Es kann gelegentlich cystische Veränderungen [38] oder als starke Binnenechos imponierende zentrale Verkalkungen [38] aufwei-

Nebennieren- sen. Bei Neugeborenen kann ein Nebennierentumor durch
blutung eine Blutung der Nebennieren vorgetäuscht werden [55].
Ähnlich wie primäre Nierentumoren lassen sich ***Nierenmeta-***
Nieren bei ***stasen,*** einschließlich ***leukämischer Infiltrationen*** [24] sonogra-
Leukämie fisch dokumentieren.
Der sonografische Aspekt von Nierenkonkrementen ist demjenigen von Gallenblasenkonkrementen ähnlich [68, S. 110].

Milz Die sonografische Erfassung von Größe und Echodichte der Milz ist vor allem bei **hämatologischen Erkrankungen** oder einer ***Stauung*** des Organs von Wichtigkeit. Umschriebene Raumforderungen bei systemischen oder mit ***Metastasen*** einhergehenden Krankheiten sind mit Ausnahme von Melanommetastasen selten [15]. Die gute Darstellung von Hämatomen und Cysten ist eingangs schon erwähnt worden. Über die sonografische Darstellung eines ***Milzhamartoms*** ist berichtet worden [44].

Bauchhöhle und Der Nachweis von Ascites ist eine sonografische Routineme-
Becken thode [13, 88]. Ebenso lassen sich ***Abscesse*** verschiedener
Ascites Lokalisationen erkennen [42, 45, 73]. Linksseitige ***subphrenische Abscesse*** können durch den Magen oder das Colon vorgetäuscht werden.

Magen-Darm- Der Nachweis pathologischer Veränderungen des Ver-
Trakt dauungskanals ist im Falle raumfordernder Prozesse oder ***Duplikaturen des Magen-Darm-Traktes*** zuweilen möglich [40, 52, 58, 65, 75, 84].

Auf große, vom Mesenterium und vom Becken ausgehende Raumforderungen wurde schon im Anfang des Abschnitts 1.2.3 hingewiesen. Letztere sind häufig ***Cystadenome des***
Ovar ***Ovars,*** die schon im Kindesalter zu erheblichen Raumverdrängungen führen können [84]. Auf die sonografische Diffe-
Becken rentialdiagnose ***pelviner Raumforderungen*** sei hingewiesen [18], desgleichen auf eine prospektive Vergleichsstudie zwischen Ultraschall und Computertomografie bei der Untersuchung pelviner Raumforderungen in der Gynäkologie [77]. Über Möglichkeiten der ***sonografischen Diagnostik in der pädiatrischen Gynäkologie*** ist kürzlich berichtet worden [33].

Literatur

1 Asher WM, Parvin S, Virgilio RW, Haber K (1976) Echographic evaluation of splenic injury after blunt trauma. Radiology 96: 411–415

2. Babcock DS, Kaufman L, Cosnow I (1978) Ultrasound diagnosis of hydatid disease (Echinococcus) in two cases. Am J Roentgenol 131: 895–897
3. Babcock JR, Shkolnik A, Cook W (1979) Ultrasound-guided percutaneous nephrostomy in the pediatric patient. J Urol 121: 327–329
4. Baker ML, Dalrymple GV (1978) Biological effects of diagnostic ultrasound: a review. Radiology 126: 479–483
5. Bartrum RJ, Crow HC (1977) Gray-scale ultrasound: manual for physicians and technical personnel. Saunders, Philadelphia
6. Bass EM, Cremin BJ (1976) Choledochal cysts: a clinical and radiological evaluation. Pediat Radiol 5: 81–85
7. Bass EM, Funston MR, Shaff MI (1977) Caroli's disease: an ultrasonic diagnosis. Br J Radiol 50: 366–369
8. Behan M, Kazam E (1978) Sonography of the common bile duct: value of the right anterior oblique view. Am J Roentgenol 130: 701–709
9. Bhimji SD, Cooperberg PL, Naiman S, Morrison RT, Shergill P (1977) Ultrasound diagnosis of splenic cysts. Radiology 122: 787–789
10. Cho KJ, Maklad N, Curran J, Ting YM (1976) Angiographic and ultrasonic findings in infected simple cysts of the kidney. Am J Roentgenol 127: 1015–1019
11. Conrad MR, Sanders RC, Mascardo AD (1977) Perinephric abscess aspiration using ultrasound guidance. Am J Roentgenol 128: 459–464
12. Conrad MR, Landay MJ, Janes JO (1978) Sonographic "parallel channel" sign of biliary tree enlargement in mild to moderate obstructive jaundice. Am J Roentgenol 130: 279–286
13. Edell SL, Gefter WB (1979) Ultrasonic differentiation of types of ascitic fluid. Am J Roentgenol 133: 111–114
14. Ferran JL, Broeck J van den, Constantin S, Galifer RB (1978) Rein multikystique du nouveau-né. Ann Radiol (Paris) 21: 51–58
15. Ferrucci JT (1979) Medical progress. Body ultrasonography. N Engl J Med 300: 538–542, 590–602
16. Filly RA, Carlsen EN (1976) Choledochal cyst: report of a case with specific ultrasonographic findings. J Clin Ultrasound 4: 7–10
17. Fitzer PM (1979) Congenital ureteral valve. Pediatr Radiol 8: 54–55
18. Fleischer AC, James AE, Millis JB, Julian C (1978) Differential diagnosis of pelvic masses by gray scale sonography. Am J Roentgenol 131: 469–476
19. Foley CL, Teele RL (1979) Ultrasound of epigastric injuries after blunt trauma. Am J Roentgenol 132: 593–598
20. Fried AM, Mulcahy JJ, Bhathena DB, Oliff M (1978) Hydronephrosis with ureteral valve: diagnosis by ultrasonography and antegrade pyelography. J Urol 120: 754–756
21. Fried AM, Selke AC (1978) Pseudocyst formation in hereditary pancreatitis. J Pediatr 93: 950–953
22. Gates GF, Miller JH (1977) Combined radionuclide and ultrasonic assessment of upper abdominal masses in children. Am J Roentgenol 128: 773–780
23. Gerzof SG, Robbins AH, Birkett DH (1978) Computed tomography in the diagnosis and management of abdominal masses. Gastrointest Radiol 3: 287–294
24. Goh TS, Lesquesne GW, Wong K (1978) Severe infiltration of the kidneys with ultrasonic abnormalities in acute lymphoblastic leukemia. Am J Dis Child 132: 1204–1205

25. Goldberg BB, Pollack HM, Kellerman E (1975) Ultrasonic localization for renal biopsy. Radiology 115: 167–170
26. Gonzales AC, Bradley EL, Clements JL (1976) Pseudocyst formation in acute pancreatitis: ultrasonic evaluation of 99 cases. Am J Roentgenol 127: 315–317
27. Gosink BB, Leopold GR (1978) The dilated pancreatic duct: ultrasonic evaluation. Radiology 126: 475–478
28. Gosink BB, Lemon SK, Scheible W, Leopold GR (1979) Accuracy of ultrasonography in diagnosis of hepatocellular disease. Am J Roentgenol 133: 19–23
29. Green WM, King DL (1976) Diagnostic ultrasound of the urinary tract. J Clin Ultrasound 4: 55–64
30. Green WM, King DL, Casarella WJ (1976) A reappraisal of sonolucent renal masses. Radiology 121: 163–171
31. Green B, Bree RL, Goldstein HM, Stanley C (1977) Gray scale evaluation of hepatic neoplasms: patterns and correlations. Radiology 124: 203–208
32. Grønvall J, Grønvall S, Hegedüs V (1977) Ultrasound-guided drainage of fluid-containing masses using angiographic catheterization techniques. Am J Roentgenol 129: 997–1002
33. Haller J, Schneider M, Kassner G, Staiano S (1977) Ultrasonography in pediatric gynecology and obstetrics. Am J Roentgenol 128: 423–429
34. Haller JO, Schneider M, Kassner EG, Slovis TL, Perl LJ (1978) Sonographic evaluation of mesenteric and omental masses in children. Am J Roentgenol 130: 269–274
35. Hatfield PM, Wise RE (1976) Radiology of the gallbladder and bile ducts. Williams & Wilkins, Baltimore, pp 228–230
36. Holm HH, Kristensen JK, Rasmussen SN, Pedersen JF, Hancke S (1976) Abdominal ultrasound. Munksgaard, Copenhagen
37. Holt RW, Wagner R (1978) Ultrasonography, cholelithiasis, and sickle cell disease. JAMA 240: 829
38. Hünig R (1976) Ultrasonic diagnosis in pediatrics. The state of the art of ultrasonic diagnosis in pediatrics today. Pediatr Radiol 4: 108–116, 175–185
39. Kangarloo H, Sukov R, Sample F, Lipson M, Smith L (1977) Ultrasonic evaluation of juxtadiaphragmatic masses in children. Radiology 125: 785–787
40. Kangarloo H, Sample F, Hansen G, Robinson JS, Sarti D (1979) Ultrasonic evaluation of abdominal gastrointestinal tract duplication in children. Radiology 131: 191–194
41. Kelsey JA, Bowie JD (1977) Gray-scale ultrasonography in the diagnosis of polycystic kidney disease. Radiology 122: 791–795
42. Korobkin M, Callen PW, Filly RA, Hoffer PB, Shimshak RR, Kressel HY (1978) Comparison of computed tomography, ultrasonography, and gallium-67 scanning in the evaluation of suspected abdominal abscess. Radiology 129: 89–93
43. Kressel HY, Margulis AR, Gooding GW, Filly RA, Moss AM, Korobkin M (1978) CT scanning and ultrasound in the evaluation of pancreatic pseudocysts: a preliminary comparison. Radiology 126: 153–157
44. Kuykendall JD, Shanser JD, Sumner TE, Goodman LR (1977) Multimodal approach to diagnosis of hamartoma of the spleen. Pediatr Radiol 5: 239–241

45 Laing FC, Jacobs RP (1977) Value of ultrasonography in the detection of retroperitoneal inflammatory masses. Radiology 123: 169–172
46 Laing FC, London LA, Filly RA (1978) Ultrasonographic identification of dilated intrahepatic bile ducts and their differentiation from portal venous structures. J Clin Ultrasound 6: 90–94
47 Land M de, Fried A, Nagell JR van, Donaldson ES (1979) Ultrasonography in the diagnosis of tumors of the ovary. Surg Gynecol Obstet 148: 346–348
48 Lawson T, Albarelli J (1977) Diagnosis of gynecologic pelvic mass by gray scale ultrasonography: an analysis of accuracy and specifity. Am J Roentgenol 128: 1003–1006
49 Lee TG, Henderson SC, Ehrlich R (1977) Ultrasound diagnosis of common bile duct dilatation. Radiology 124: 793–797
50 Lorenz D, Kaick G van, Kilian J (1978) Ultraschalluntersuchungen von Zystennieren. Spontane Selbstdrainage einer großen Nierenzyste im Kindesalter. ROEFO 129: 649–650
51 Magilavy DB, Speert DP, Silver TM, Sullivan DB (1978) Mucocutaneous lymph node syndrome: report of two cases complicated by gall bladder hydrops and diagnosed by ultrasound. Pediatrics 61: 699–702
52 Mascatello VJ, Carrera GF, Telle RL, Berger M, Holm HH, Smith EH (1977) The ultrasonic demonstration of gastric lesions. J Clin Ultrasound 5: 383–387
53 Masterson JB, Bowie JD, Port RB, Elahi CF, Burrington ID, Kranzler J (1978) Carcinoma of the pancreas occurring in a child: a case report with description of gray scale ultrasound findings. J Clin Ultrasound 6: 189–190
54 McLean GK, Edell SL (1978) Determination of bladder volumes by gray scale ultrasonography. Radiology 128: 181–182
55 Mineau DE, Koehler PR (1979) Ultrasound diagnosis of neonatal adrenal hemorrhage. Am J Roentgenol 132: 443–444
56 Morgan CL, Grossman H (1978) Posterior urethral valves as a cause of neonatal uriniferous perirenal pseudocyst (urinoma). Pediatr Radiol 7: 29–32
57 Pedersen JF, Cowan DF, Kristensen JK, Holm HH, Hancke S, Jensen F (1976) Ultrasonically guided percutaneous nephrostomy: report of 24 cases. Radiology 119: 429–431
58 Peterson LR, Cooperberg PL (1978) Ultrasound demonstration of lesions of the gastrointestinal tract. Gastroint Radiol 3: 303–306
59 Rasmussen SN, Haase L, Kjeldsen H, Hancke S (1978) Determination of renal volume by ultrasound scanning. J Clin Ultrasound 6: 160–164
60 Rose JS, Hotson WC, Levin DC (1975) Abdominal aortic aneurysm in childhood. A noninvasive approach to the diagnosis. Am J Roentgenol 123: 708–711
61 Rose JS, McCarthy J, Yeh H-C (1979) Ultrasound diagnosis of ectopic ureterocele. Pediatr Radiol 8: 17–20
62 Sample WF (1977) Techniques for improved delineation of normal anatomy of the upper abdomen and high retroperitoneum with gray-scale ultrasound. Radiology 124: 197–202
63 Sample WF, Sarti DA, Goldstein LI, Weiner M, Kadell BM (1978) Gray-scale ultrasonography of the jaundiced patient. Radiology 128: 719–725
64 Samuels BI, Culbert SJ, Okamura, Sullivan MP (1976) Early detection of chemotherapy-related pancreatic enlargement in using abdominal sonography: a preliminary report. Cancer 38: 1515–1523

65 Sandler MA, Ratanaprakarn S, Madrazo BL (1978) Ultrasonic findings in intramural exogastric lesions. Radiology 128: 189–192
66 Sarti DA (1977) Rapid development and spontaneous regression of pancreatic pseudocysts documented by ultrasound. Radiology 125: 789–793
67 Scheible W, Gosink BB, Leopold GR (1977) Gray scale echographic patterns of hepatic metastatic disease. Am J Roentgenol 129: 983–987
68 Schneekloth G, Frank T, Albers G (1977) Ultraschalltomografie abdomineller Organe und der Schilddrüse im Grey-Scale-Bild. Enke, Stuttgart
69 Schneider M, Becker JA, Staiano S, Campos E (1976) Sonographic-radiographic correlation of renal and perirenal infections. Am J Roentgenol 127: 1007–1014
70 Schulz RD, Stechele V, Seitz KH, et al (1978) Pancreatic pseudocyst in children: echographic and angiographic demonstration. Ann Radiol (Paris) 21: 2–3
71 Spiegel RM, King DL, Green WM (1978) Ultrasonography of primary cysts of the liver. Am J Roentgenol 131: 235–238
72 Taylor KJW, Rosenfield AT (1977) Gray-scale ultrasonography in differential diagnosis of jaundice. Arch Surg 112: 820–825
73 Taylor KJW, Sullivan DC, Wasson JFM, Rosenfield AT (1978) Ultrasound and gallium for the diagnosis of abdominal and pelvic abscesses. Gastrointest Radiol 3: 281–286
74 Thomas JL, Sumner TE, Crowe JE (1978) Neonatal detection and evaluation of infantile polycystic disease by gray scale echography. J Clin Ultrasound 6: 343–344
75 Walls WJ (1976) The evaluation of malignant gastric neoplasmas by ultrasonic B-scanning. Radiology 118: 159–163
76 Walls WJ, Templeton AW (1977) The ultrasonic demonstration of inferior vena caval compression: a guide to pancreatic head enlargement with emphasis on neoplasm. Radiology 123: 165–167
77 Walsh JW, Rosenfield AT, Jaffe CC, Schwartz PE, Simeone J, Dembner AG, Taylor KJW (1978) Prospective comparison of ultrasound and computed tomography in the evaluation of gynecologic pelvic masses. Am J Roentgenol 131: 955–960
78 Weaver RM, Goldstein HM, Green B, Perkins C (1978) Gray scale ultrasonographic evaluation of hepatic cystic disease. Am J Roentgenol 130: 849–852
79 Weill F, Schraub A, Eisenscher A, Bourgoin A (1977) Ultrasonography of the normal pancreas. Radiology 123: 417–423
80 Weill F, Eisenscher A, Zeltner F (1978) Ultrasonic study of the normal and dilated biliary tree: the "shotgun" sign. Radiology 127: 221–224
81 Weinstein DP, Weinstein BJ (1979) Ultrasonic demonstration of the pancreatic duct: an analysis of 41 cases. Radiology 130: 729–734
82 Weitzel D, Tröger J, Straub E (1977) Renal sonography in pediatric patients. Pediatr Radiol 6: 19–26
83 Wicks JD, Silver TM, Bree RL (1978) Giant cystic abdominal masses in children and adolescents: ultrasononic differential diagnosis. Am J Roentgenol 130: 853–857
84 Wicks JD, Silver TM, Bree RL (1978) Gray scale features of hematomas: an ultrasonic spectrum. Am J Roentgenol 131: 977–980
85 Williams SA, Ingelfinger JR, Colodny A (1977) Abdominal enlargement. A parent may be the first to know. Clin Pediatr (Phila) 16: 1128–1131

86 Witcombe JB, Cremin BJ (1978) The width of the common bile duct in childhood. Pediatr Radiol 7: 147–149
87 Wooten WB, Green B, Goldstein HM (1978) Ultrasonography of necrotic hepatic metastases. Radiology 128: 447–450
88 Yeh H-C, Wolf BS (1977) Ultrasonography of ascites. Radiology 124: 783–790
89 Zaunbauer W, Triller J, Haertel M (1978) Zur Roentgendiagnostik der Choledochuszyste. ROEFO 128: 138–143

1.3 Endoskopie in der gastroenterologischen Diagnostik bei Kindern (M. Burdelski)

1.3.1 Technik

Endoskopische Untersuchungen können mit starren (Oesophagoskop, Rectoskop, Laparoskop) und voll flexiblen (gastrointestinale Fiberendoskope und Coloskopie) Instrumenten vorgenommen werden. Neben der Oberflächenbetrachtung erlauben sie gezielte Biopsien oder die Möglichkeit, über das Endoskop operativ zu arbeiten (z. B. Bougierungen von Stenosen und Strikturen, Fremdkörperextraktionen und Polypektomien). Schließlich können normalerweise nicht zugängliche Gangsysteme (Pankreas und Gallenwege) endoskopisch aufgesucht und Röntgenkontrastmitteluntersuchungen zugänglich gemacht werden.

Bei der Untersuchungstechnik hängt es von der persönlichen Erfahrung des Untersuchers und der Kooperationsbereitschaft des Patienten ab, ob in Narkose (u. U. wegen des ausgeschalteten Schmerzreizes risikoreicher), in Sedierung oder ohne jede Prämedikation endoskopiert wird. Gastrologisch endoskopische Untersuchungen werden entweder von Gastroenterologen, von Pädiatern oder von Kinderchirurgen bzw. Chirurgen durchgeführt.

1.3.2 Indikationen

Obere Intestinoskopie Intestinale **Blutungen** (Oesophagusvaricen, Refluxkrankheit, akute Erosionen und Ulcera), **Fremdkörper** im Oesophagus und im Magen. Bei *Ingestionsunfällen* mit stark ätzenden Mitteln ist nur die *Sofortendoskopie* indiziert, um aufgrund des endoskopischen Befundes die Indikation zur Steroid- und Antibioticatherapie zu erhärten.

Bei Erkrankungen, wie chronisch-rezidivierendem Erbrechen, Dysphagie, unklaren Oberbauchbeschwerden, und zum Nachweis von nicht blutenden Varicen kann die Endoskopie hilfreich sein. Bei Stenosen im oberen Verdauungstrakt, bei der Hiatushernie und dem gastro-oesophagealen Reflux ergänzen sich Röntgendiagnostik und Endoskopie, zumal wenn eine gezielte Biopsie weiterhilft.

Coloskopie

Chronische Durchfallserkrankungen des älteren Kindes *mit Schleim-* oder *Blutabgang,* überhaupt bei *Darmblutungen* und zur Erkennung der häufigen Frühphasen der chronisch entzündlichen Darmerkrankungen, wie erosiver Proktitis, Colitis ulcerosa und Coltitis granulomatosa. Lassen sich *Polypen* endoskopisch nachweisen, so ist die endoskopische Abtragung der Polypen indiziert. So ergänzt sich die Coloskopie wieder mit dem Röntgendoppelkontrasteinlauf, und nur bei vollständigen Coloskopien ist keine zusätzliche Dokumentation des Befundes durch eine Röntgenuntersuchung erforderlich. Unvollständige Coloskopien dagegen müssen durch den Kontrasteinlauf vervollständigt werden, um Art, Schweregrad und Ausdehnung einer Dickdarmerkrankung zu erkennen. Bei *chronisch entzündlichen Darmerkrankungen* bietet die Coloskopie den Vorteil endoskopischer Verlaufskontrollen ohne Strahlenbelastung. Bei *fraglichen Röntgenbefunden,* zumal im proktosigmoidalen Übergangsbereich, ist die Prokto-Sigmoideo-Coloskopie wegen ihrer größeren Aussagekraft ebenfalls indiziert, ja gerade deshalb sollte man auch trotz normalen Röntgenbefundes in diesem Bereich bei anhaltenden Beschwerden des Kindes endoskopisch versuchen, zur Klärung der Diagnose beizutragen. Schließlich ist die Coloskopie als einzige Untersuchungsmethode in der Lage, durch *Stufenbiopsien* aus allen erreichbaren Dickdarmabschnitten die *Entwicklung eines Carcinoms* zu erkennen und bioptisch *Hypoganglionosen* bzw. *Aganglionosen* zu objektivieren und die Grenze zwischen pathologischer und normaler Schleimhaut präoperativ genau zu definieren.

Komplikationen der Endoskopie

Komplikationen sind in den hier diskutierten Veröffentlichungen gering: Trachealkompressionen bei der oberen Intestinoskopie, die nach Beendigung der Untersuchung sofort verschwanden [2,8]. Einrisse der Magenschleimhaut [1]. Berichte über Perforationen im oberen Verdauungstrakt liegen nicht vor. Dagegen ist das Risiko, bei einer chronisch entzündlichen Darmerkrankung oder bei einer Polypektomie die Colonwand zu perforieren, groß. Das Risiko wird natürlich mit zunehmender Erfahrung des Untersuchers kleiner [9]. Über zwei Perforationen bei Coloskopien bei Kindern wird berichtet [2,8]. Andere mögliche Komplikationen: Blutungen nach Polypektomien, Mesenterialabriß durch Überdehnung der Sigmaschleife wurden bisher bei Kindern nicht berichtet.

1.3.3 Kontraindikation

Obere Intestinoskopie — Kardial-pulmonale Dekompensation [6], die akute phlegmonöse Oesophagitis und Gastritis [14]. Bei hämorrhagischer Diathese sollte die Endoskopie erst dann durchgeführt werden, wenn die zur Endoskopie erforderliche Substitution durch eine therapeutische Konsequenz aus dem endoskopischen Befund gerechtfertigt ist.

Coloskopie — Toxisches Megacolon, Peritonitis, *floride Colitis ulcerosa.*

Indikation für den Abbruch einer bereits angefangenen Endoskopie sind inkooperative Patienten, der Verlust der Übersicht durch Blut, Schleim oder Darminhalte und starke Schmerzen des Patienten.

1.3.4 Operative Endoskopie

Oesophagus — Die therapeutische Endoskopie von Oesophagusstrikturen und -stenosen [4,11] gehört nur in die Hände erfahrener Untersucher.

Die *Fremdkörperextraktion* ist – abgesehen von im Oesophagus festsitzenden Fremdkörpern – eine relative Indikation [4,13]. Sie hängt von der Art des Fremdkörpers und seiner Verweildauer im Magen ab. Gefährliche Fremdkörper sind z. B. offene Sicherheitsnadeln, spitze, scharfkantige und lange Fremdkörper [13]. Münzen bis zur Größe eines 1-DM-Stückes passieren auch bei Kindern in der Regel innerhalb von 14 Tagen den gesamten Magen-Darm-Trakt, ohne Beschwerden zu verursachen. Kunststoffteile können im Magensaft ihre Form verändern und zu gefährlichen Fremdkörpern werden [13]. Trockenbatterien können im Magen innerhalb von 36 Std Quecksilberdioxid freisetzen [10]. Unab-

Oberer und unterer Verdauungstrakt hängig von der Art des Fremdkörpers sollte eine endoskopische Extraktion vorgenommen werden, wenn die Verweildauer im Magen länger als 14 Tage beträgt oder wenn durch den Fremdkörper Beschwerden ausgelöst werden [13].
Endoskopische Polypektomien im oberen und unteren Verdauungstrakt werden im Kindesalter häufig vorgenommen. Die Behandlungsmethode besitzt keine eigentlichen Alternativen. Eine andere operative Behandlung ist nur bei der Polyposis oder bei einzelnen Polypen dann indiziert, wenn Kontraindikationen für eine Endoskopie nicht zu beheben sind.

1.3.5 Endoskopische retograde Cholangiopankreaticographie

Indikationen ***Verschlußikterus*** mit oder ohne Verdacht auf Anomalie des Gallenwegssystems, die chronisch-rezidivierende Pankreatitis, Verdacht auf Pankreasanomalien, stumpfe Bauchtraumen mit oberen Intestinalblutungen, wenn andere nichtinvasive Untersuchungen (klinisch-chemische Diagnostik, Lebersequenzszintigrafie, Sonografie, evtl. abdominale Computertomografie) keine Klärung ermöglichen [12, 15].

Kontraindikationen Akute Pankreatitis, akuter Schub einer chronisch-rezidivierenden Pankreatitis, Pankreaspseudocyste, akute Cholangitis, akute Hepatitis A, B oder C.
Eine endgültige Beurteilung der ERCP bei Kindern ist wegen der bisher geringen Erfahrung noch unmöglich. Es fehlen Vergleichsuntersuchungen mit konkurrierenden Methoden, z. B. der perkutanen-transhepatischen Feinnadelcholangiografie [12].

1.3.6 Laparoskopie

Indikationen Die Laparoskopie bei Kindern aus gastroenterologisch hepatologischer, onkologischer, chirurgischer oder gynäkologischer Indikation stellt sich, wenn alle konservativen, d. h. nicht-invasiven Untersuchungsmethoden Ursache und Form der abdominellen Erkrankung nicht eindeutig klären konnten. Die Laparoskopie steht somit ***stets am Ende einer Untersuchungsreihe*** [3, 16].

Kontra- Ileus, Peritonitis, pulmonale oder kardiale Dekompensation,
indikationen schwerste portaldekompensierte Lebercirrhose, durch Substitution nicht zu behebende Gerinnungstörungen.

1.3.7 Stellenwert der gastroenterologischen Endoskopie

Schonend und kindgerecht kann nur untersucht werden, wenn dem Untersucher die Relation zwischen Aufwand und Konsequenz aus der endoskopisch gestellten Diagnose klar ist, d. h. wenn der Untersucher über eine einwandfreie Untersuchungstechnik, Kenntnisse über die Verhaltensweisen des Kindes und über die zugrundeliegenden Krankheitsbilder verfügt. Unter diesen Voraussetzungen sagt die Endoskopie bei Kindern so viel wie bei Erwachsenen aus. *Vorteile* gegenüber der Röntgendiagnostik ergeben sich, wenn *oberflächliche Veränderungen* dargestellt werden müssen (Oesophagusvaricen, akute Erosionen in Magen und Duodenum, Frühformen der entzündlichen Darmerkrankungen), *bioptisches Material* gezielt entnommen werden muß, um neben der endoskopischen auch eine histologische Diagnose zu erreichen (Polypen, Tumoren, Ulcera, schwere Formen der Colitis ulcerosa und Colitis granulomatosa). Vollständig ist die diagnostische Aussage allerdings auch hierbei häufig erst durch die Kombination mit der Röntgenuntersuchung und den klinischen und klinisch-chemischen Untersuchungen.

Die *intestinale Blutung* stellt dagegen ausschließlich eine endoskopische Indikation dar. Sie muß rasch durchgeführt werden können, um schnell abheilende Blutungsquellen, wie akute Erosionen, zu erkennen und weitere potentielle, den Patienten etwa gefährdende Blutungsquellen entdecken zu können. Insgesamt hat sich unter den geschilderten Voraussetzungen die gastroenterologische Endokopie bei Diagnostik und Therapie im Kindesalter gut bewährt.

Literatur

1 Ament ME (1975) Inflammatory disease of the colon: ulcerative colitis and Crohn's disease. J Pediatr 86: 322–334
2 Burdelski M (1978) Endoscopy in pediatric gastroenterology. Eur J Pediatr 128: 33–39
3 Burdelski M (im Druck) Laparoskopie im Kindesalter. Indikationen, Technik und diagnostische Aussage. Leber Magen Darm

4. Cadranel S, Rodesch P, Peeters JP, Cremer M, Cremer N (1977) Fiberendoscopic monitorized dilatation of oesophageal strictures in children. Endoscopy 9: 127–130
5. Cadranel S, Rodesch P, Peeters JP, Cremer M (1977) Operative endoscopy in children. Acta Paediatr Belg 30: 249
6. Frühmorgen P, Classen M (1974) Endoskopie und Biopsie in der Gastroenterologie. Springer, Berlin Heidelberg New York
7. Gans StL, Ament ME, Christie DL, Liebman W (1975) Pediatric endoscopy with flexible fiberscopes. J Pediatr Surg 10: 375–380
8. Graham DY, Klish WJ, Ferry GD, Sabel JS (1978) Value of fiberoptic gastrointestinal endoscopy in infants and children. South Med J 71: 558–560
9. Halter F (1978) Indikationen und Gefahren der gastroenterologischen Endoskopiemethoden. Schweiz Med Wochenschr 108: 134–137
10. Hoepner F (1978) Die Endoskopie des Verdauungstraktes im Kindesalter. Paed Fortbildk Praxis 46: 96–103
11. Huchzermeyer H, Burdelski M, Hruby M (1979) Endoscopic therapy of a congenital esophageal stricture. Endoscopy 4: 259–262
12. Huchzermeyer H, Burdelski M, Gebel M (1979) Diagnostische Bedeutung der endoskopisch-retrograden Cholangio-Pankreotikographie (ERCP) und der perkutanen transhepatischen Feinnadelcholangiographie (PTC) beim Cholestase-Syndrom im Kindes- und Jugendalter. Leber Magen Darm 9: 60
13. Manegold BL, Brands W, Dietze W, Waag KL (1978) Operative Endoskopie am Verdauungstrakt im Kindesalter. Paed Fortbildk Praxis 46: 104–116
14. Mougenot JF, Polonovski C, Perreau G (1975) Fibroscopie oesogastroduodénale en pédiatrie. Premiers résultats. J Fr Otorhinolaryngol 24: 35–40
15. Riemann JF, Koch H (1978) Endoscopy of the biliary tract and the pancreas in children. Endoscopy 10: 166–172
16. Selmair HI, Wildhirt E (1973) Laparoskopie und gezielte Leberpunktion beim Kind. Leber Magen Darm 3: 20–22

2 Verdauungsinsuffizienzen

2.1 Zur Pathophysiologie der Gallensäuren (K. H. Niessen)

2.1.1 Definition

Gallensäuren sind *Steroide* mit 24 C-Atomen, deren Ringe A und B in cis- oder normaler Konfiguration zueinander stehen. Der Ringkohlenstoff 17 ist Ausgangspunkt einer Seitenkette mit fünf C-Atomen, die in einer Carboxylgruppe endet. In der Regel ist diese Säuregruppe über eine Amidbindung mit Glycin oder Taurin verbunden. Die Salze dieser *konjugierten Gallensäuren* sind gut *wasserlöslich*.

2.1.2 Physiologische Bedeutung

Micellenbildung zur Fettresorption

Zusammen mit Lecithin und Cholesterin *bilden Gallensäuren* in der Lebergalle *Micellen,* die mit Calcium- und Natriumionen assoziiert sind. Während man den Cholerese fördernden Effekt der Gallensäuren auf diese Gegenionen zurückführt, wird die hepatische Lecithin- und Cholesterinausscheidung von den Gallensäuren direkt beeinflußt. Im Darmlumen wird das Lecithin von der aus dem Pankreas sezernierten Phospholipase zu Lysolecithin und Fettsäuren abgebaut. Letztere bilden gemeinsam mit den aus Nahrungstriglyceriden freigesetzten Fettsäuren sowie Monoglyceriden erneut Micellen, in denen die *hydrophoben Fettsäuren von Gallensäuren umschlossen* werden. Direkt und ohne Hydrolyse werden diese feinst emulgierten Partikel *von den Mikrovilli* der Mucosa *aufgenommen.* In den Epithelzellen werden die Lipide *zu Chylomikronen umgebaut,* die auf dem Wege des Lymphstroms in den großen Kreislauf gelangen; die dabei frei werdenden Gallensäuren erreichen die Leber direkt über die Pfortader, von wo sie erneut über die Galle ins Duodenum ausgeschieden werden.

Einfluß auf andere Verdauungsfunktionen

Die Micellenbildung spielt sowohl für den Transport und die Absorption von Fetten als auch für Aufnahme anderer wasserunlöslicher Nahrungskomponenten eine wesentliche Rolle. Darüber hinaus nehmen die *Gallensäuren* Einfluß auf die Fettverdauung, indem sie die *Co-Lipase und Lipase der Bauchspeicheldrüse aktivieren.* Als Cofaktoren der Enterokinase haben sie *Anteil an der Proteinverdauung;* in niedriger Konzentration hemmen sie die Resorption von Wasser und Elektrolyten aus dem Darm, in höheren Konzentrationen induzieren sie deren Sekretion. Im Ileum sind einige von ihnen wirksame Inhibitoren des aktiven Zucker- und Aminosäurentransports, im Jejunum haben sie diesen Effekt nicht.

2.1.3 Gallensäuresynthese in der Leber

Gallensäurensynthese aus Cholesterin

Gallensäuren werden in der Leber aus Cholesterin durch zwei Stoffwechselwege gebildet [8]. Der Hauptweg verläuft über eine primäre Veränderung des Steroidkerns mit anschließender Verkürzung der Seitenkette, während der Nebenweg mit einer Seitenkettenverkürzung beginnt.

Der erste Schritt des Hauptstoffwechselweges ist eine 7α-Hydroxylierung des Cholesterins, die in der mikrosomalen Fraktion der Leberzellen stattfindet. Cofaktoren sind NADPH, molekularer Sauerstoff und Cytochrom P_{450}. Entscheidend für die Umsatzrate ist die Gallensäuremenge, die pro Zeiteinheit durch die Leber transportiert wird. Bis zu einer gewissen Flußgröße findet keine Hemmung der Neusynthese statt, dann aber erfolgt gleich eine maximale Suppression. Während der Cholesterinspiegel die Synthese der Gallensäuren in der Regel nicht beeinflußt, sinkt er bei einer übermäßigen Gallensäurenproduktion ab.

Die *7α-Hydroxylase ist das Schlüsselenzym der Gallensäurensynthese* [15]. Sie allein ist ausschlaggebend für die Syntheserate, die durch einen negativen Rückkopplungsmechanismus reguliert wird. Diesem unterliegt nur die 7α-Hydroxylierung des Cholesterins, während alle folgenden Schritte nicht mehr durch einen Feedbackmechanismus reguliert werden.

Der nächste Synthese-Schritt besteht aus der Epimerisierung der 3β-Bindung des Cholesterins zu einer 3α-Bindung, die eng mit der Reduktion der Doppelbindung am C_5-Atom des Steroidkerns verknüpft ist. Der dritte Schritt in Form einer 12 α-Hydroxylierung des Steroidgerüsts findet ebenfalls in den

Mikrosomen statt und regelt das Mengenverhältnis zwischen den beiden *primären Gallensäuren* Chenodesoxycholsäure und Cholsäure. Nach weiteren Umwandlungen des Steroidkerns wird die Synthese wahrscheinlich in den Mitochondrien der Leber durch eine Verkürzung der Seitenkette abgeschlossen. Sie läuft wie eine β-Oxidation mit ATP und Coenzym A ab. Das dabei entstehende Cholyl-Co A gelangt ins endoplasmatische Reticulum der Leberzellen und wird hier mit Glycin oder Taurin gekoppelt. Dadurch entstehen die beiden Trihydroxygallensäuren Tauro- bzw. Glycocholsäure. Erfolgt keine 12 α-Hydroxylierung, so werden nach der Verkürzung der Seitenkette durch Konjugation mit den beiden Aminosäuren die ebenfalls primären Dihydroxygallensäuren Taurochenodesoxy- bzw. Glycochenodesoxycholsäure gebildet.

95% der Gallensäuren sind in der Leber strukturgebunden. Davon sind 11% an der Mitochondrienfraktion, 71% an der Mikrosomenfraktion und 18% an Cytoplasmamoleküle fixiert. Der Rest liegt frei gelöst im Cytoplasma vor.

Wahrscheinlich kann die Leber in einem frühen Entwicklungsstadium und auch unter stark pathologischen Bedingungen auf einem Nebenweg primär Monohydroxygallensäuren aus Cholesterin bilden. Die Synthese beginnt mit einer Seitenkettenverkürzung und es entsteht 3 β-Hydroxy-5-cholensäure, die bei Neugeborenen im Meconium und bei Säuglingen mit Cholestase im Urin nachgewiesen wurde [1]. Nach einer Epimerisierung der 3 β-Bindung und Hydrierung der Doppelbindung entsteht Lithocholsäure, die mehr noch als andere primäre und sekundäre Gallensäuren mit Schwefelsäure oder Glucuronsäure verestert und mit der Galle ins Duodenum sezerniert wird. Lithocholsäure kann jedoch auch zu Chenodesoxycholsäure oder über eine 7-Ketozwischenverbindung zu Ursodesoxycholsäure, der 7β-epimeren Form der Chenodesoxycholsäure, hydroxyliert werden. Ungeklärt ist, ob diese Säure auch sekundär gebildet werden kann. Bisher sind keine Bakterien gefunden worden, die Gallensäuren in der 7 β-Stellung hydroxylieren können. Ursodesoxycholsäure ist aber, wie wir heute wissen, sowohl bei Erwachsenen als auch bei Kindern ein normaler Bestandteil der Galle.

2.1.4 Enterohepatischer Kreislauf

Die primär in der Leber gebildeten Gallensäuren werden *in micellarer Form* als Natrium- oder Calciumsalze *durch einen energieverbrauchenden Transportmechanismus* aus der Leberzelle *in die Gallencapillaren sezerniert.* Über die Gallenwege gelangen sie direkt oder nach Speicherung in der Gallenblase ins Duodenum. Davon werden 90%–95% im Ileum aktiv rückresorbiert, während im Jejunum unter normalen Bedingungen nur ganz geringe Gallensäurenmengen durch passive Diffusion vom Körper zurückgewonnen werden [5]. Im Colon scheint eine passive Resorption ebenfalls möglich zu sein.

90% ins Ileum rückresorbiert

Zum Teil werden die Konjugate der Gallensäuren im Colon, Ileum und unteren Jejunum *durch Bakterien gespalten.* Dabei *entstehen freie Gallensäuren,* die ebenfalls aktiv, wenn auch in geringerem Maße als die Konjugate, rückresorbiert werden. Außerdem wird ein Teil der Gallensäuren nach der Dekonjugation von Bakterien dehydroxyliert, so daß aus der Cholsäure die sekundäre Desoxycholsäure und aus der Chenodesoxycholsäure *sekundär* Lithocholsäure entsteht.

Im Pfortaderblut an Plasmaproteine gebunden

Über die Pfortader erreichen die resorbierten Gallensäuren wieder die Leber, wobei sie während des Transports im Blut an Plasmaproteine gebunden sind. *Von der Leber* sollen sie *mit Hilfe eines Carriermechanismus* aktiv *in die Leberzelle aufgenommen* werden. Die hepatische Clearance ist dabei außerordentlich effektiv und entspricht nahezu dem Plasmadurchfluß, so daß nur eine geringe Gallensäuremenge im Blutkreislauf verbleibt. *Bei Kindern* beträgt die Konzentration der *Gesamtgallensäuren im Serum 0–8,0 µmol/l* [18].

Die wieder aufgenommenen, im Darm veränderten Gallensäuren werden in der Leberzelle zum Teil umgebildet. Freie Gallensäuren werden mit Taurin oder Glycin konjugiert, Lithocholsäure wird teilweise zu Ursodesoxycholsäure oder Chenodesoxycholsäure umgewandelt und wie andere Gallensäuren partiell sulfatiert oder glucuronidiert. *Freie Gallensäuren* werden deshalb *von der Leber nur in geringer Menge ausgeschieden.* Da eine Hydroxylierung normalerweise in der Leber nicht stattfindet, enthält die Galle in der Regel immer sekundäre Gallensäuren, die gemeinsam mit den primären zirkulieren.

Zusammen mit den neu synthetisierten Gallensäuren werden die aus der Pfortader aufgenommen Gallensäuren wieder in die Gallengänge abgegeben. Durch diesen enterohepatischen

Entero-hepatischer Kreislauf mit wenig Verlust

Kreislauf wird der Gallensäurenpool optimal ausgenützt, so daß nur der Verlust über den Stuhl durch Neubildung ersetzt werden muß. Gesunde ältere Säuglinge sowie Kinder *verlieren täglich 18,0 ± 2,8 µmol/kg KG an Gallensäuren,* die von der Leber resynthetisiert werden [10]. Genaue Zahlenangaben über den *Gallensäurenpool* liegen für Kinder noch nicht vor; *beim Erwachsenen* beträgt der Gesamtbestand *2–3 g* [16]. Im Verlauf einer Mahlzeit wird der Gallensäurenpool 2–3 umgesetzt und *zirkuliert* somit *6–10 täglich über den enterohepatischen Kreislauf.*

Gallensäuren bilden nur dann Micellen mit den Abbauprodukten der Triglyceride, wenn ihre Konzentration im Darmlumen wenigstens 1–2 mmol/l beträgt. Gesunde Kinder erreichen diese sogenannte „kritische micellare Konzentration" ab dem 2. Lebensmonat im Nüchternsekret; nach Stimulation der Bauchspeicheldrüse, der Leber und Gallenblase mit Secretin und Pankreozymin steigt die Gallensäurenkonzentration im Duodenum normalerweise um ein Mehrfaches wie

Wechselnde Zusammensetzung der Gallensäuren bis zum 3. Lebensjahr

nach einer Nahrungsaufnahme an (Tabelle 2.1). Während die Gesamtkonzentration und die auf das Körpergewicht bezogene Gesamtmenge der Gallensäuren ab der 5. Lebenswoche vom Alter unabhängig sind, ändert sich im Laufe der ersten Lebensjahre und bei verschiedenen Krankheitsbildern die Zusammensetzung der im Darmlumen aufgefundenen Galle. Der prozentuale Anteil der *Cholsäuren geht* von durchschnittlich 49,7% bei gesunden Säuglingen auf 35,5% bei älteren Kindern *zurück.* Gleichzeitig *nehmen* die *Desoxycholsäuren* von 3,0 auf 12,9% *zu.* Der Anteil der mit Glycin konjugierten Gallensäuren beträgt dagegen ab dem 2. Lebensmonat gleichbleibend 58% und der mit Taurin gekoppelten Gallensäuren 35%, während vergleichsweise nur wenig unkonjugierte Säuren (0,5%), Monohydroxygallensäuren (2,6%) oder Gallensäurensulfate (5,9%) ins Darmlumen sezerniert werden. Das Mengenverhältnis von Cholsäuren zu Chenodesoxycholsäuren fällt erst nach der Säuglingszeit von 1,3:1 auf 0,9:1 weiter ab; vom Kleinkindesalter an bleibt diese Relation ebenfalls konstant, so daß das gesamte Gallensäuremuster ab etwa dem 3. Lebensjahr bei gesunden Kindern keine Änderung mehr erfährt.

Tabelle 2.1. Konzentrationen, Gesamtmenge und Verteilungsmuster der Gallensäuren im Duodenalsaft gesunder Säuglinge und Kinder [20]

	$\bar{x}$	$\bar{x}+2s$	$\bar{x}-2s$
I. *Gallensäurenkonzentration* [µmol/ml]			
– basale Sekretion	9,6	48,9	1,9
– nach Secretin/Pankreozymin	17,0	41,5	6,9
II. *Gallensäurengesamtmenge* [µmol/kg]			
– basale Sekretion	1,6	78,0	0,03
– nach Secretin/Pankreozymin	77,8	188,6	32,1
III. *Prozentuale Anteile an der Gesamtkonzentration*			
– freie Gallensäuren	0,51	1,25	0,0
– Glycin-konjugierte GS	58,5	76,9	40,1
– Taurin-konjugierte GS	35,2	54,6	15,8
– Gallensäuren-Sulfate	5,9	14,7	0,0
• Chenodesoxycholsäuren	43,8	63,6	24,0
• Monohydroxygallensäuren	2,6	7,2	0,0
• Cholsäuren			
Säuglinge 2–12 Monate	49,7	61,8	37,6
Kinder 13 Monate–15 Jahre	35,5	62,3	8,7
• Desoxycholsäuren			
Säuglinge 2–12 Monate	3,0	7,9	0,0
Kinder 13 Monate–15 Jahre	12,9	30,7	0,0
IV. *Relationen*			
– Glycin-konjugierte GS : Taurin-konjugierte GS	1,9	3,5	0,3
– Cholsäuren : Chenodesoxycholsäuren			
Säuglinge 2–12 Monate	1,3	2,1	0,5
Kinder 13 Monate–15 Jahre	0,9	1,5	0,3
– Trihydroxy- : Dihydroxygallensäuren			
Säuglinge 2–12 Monate	1,1	1,7	0,5
Kinder 13 Monate–15 Jahre	0,6	1,0	0,2

2.1.5 Transistorischer Gallensäuremangel bei Früh- und Neugeborenen

Bei Neu- und Frühgeborenen

Während der Neonatalperiode ausgetragener Kinder und vor allem bei Frühgeborenen sind die Gallensäurenkonzentrationen im Darmlumen geringer als bei älteren Säuglingen [4]. In der Gallenblase finden sich weniger Gallensalze als späterhin, und der Gallensäurenpool scheint, bezogen auf das Körpergewicht, nur etwa halb so groß wie bei Erwachsenen zu sein. Über den Urin und wahrscheinlich auch mit dem Stuhl gehen

Gallensäurenpool klein

nur Spuren von Gallensäuren verloren, so daß der **enterohepatische Kreislauf** postnatal offenbar **nicht im Gleichgewichtszustand** ist. Obwohl noch keine ausreichenden Daten über den faecalen Gallensäurenverlust bei sehr jungen Säuglingen vorliegen, ist anzunehmen, daß die Neubildungsrate der Gallensäuren in der Leber den Verlust über den Stuhl solange übertrifft, bis der Gallensäurenpool aufgefüllt und der enterohepatische Kreislauf voll funktionstüchtig ist.

Trotz der gesteigerten Neusynthese erreichen viele Säuglinge während der Neonatalperiode und Frühgeborene noch längerhin nicht die minimal notwendige, postprandiale „kritische micellare Konzentration" von 3–4 mmol/l Gallensäuren im Darmsekret. Die bei diesen Kindern oft zu beobachtende **Steatorrhoe** wird neben einem Mangel an Pankreasenzymen auf die noch **unzureichenden Konzentrationen an Gallensalzen** im Darmlumen zurückgeführt [17].

Wenig Gallensäuren im Darm

2.1.6 Pathophysiologie der Gallensäuren bei cholestatischen Lebererkrankungen

Der Gallensäurenstoffwechsel ist bei Lebererkrankungen, die mit einer Cholestase einhergehen, in mehrfacher Weise verändert. Nicht nur **in der Leber,** sondern auch **in peripheren Geweben akkumulieren Gallensalze.** Während im Serum mehr als 100-fach gegenüber der Norm gesteigerte Werte gefunden werden können, ist die Gallensekretion ins Darmlumen je nach Schweregrad der Cholestase mehr oder weniger stark vermindert. Der prozentuale **Anteil** der **Monohydroxygallensäuren nimmt im Darmsekret** bis um das 10-fache der Norm **zu,** und im Urin von Säuglingen mit einer Cholestase läßt sich 3 β-Hydroxy-5-cholensäure nachweisen [22]. Die Konjugation der Gallensäuren mit Aminosäuren scheint weniger quantitativ als qualtitativ verändert zu sein. Bei vier Säuglingen mit einer intra-bzw. extrahepatischen Gallengangsatresie fanden wir die Anteile der mit Gylcin gekoppelten, nichtsulfatierten Gallensäuren vermindert, so daß der Quotient aus Glycin- und Taurin-konjugierten Gallensäuren signifikant kleiner war, als normalerweise aufgefunden wurde (Tabelle 2.2). Dagegen sind die prozentualen Anteile der mit H_2SO_4 veresterten Gallensäuren im Darmsekret von Patienten mit einer Cholestase immer stark erhöht, wobei vor allem die Sulfate der nicht-konjugierten und der mit Taurin

Gallensäuren im Darm vermindert

Tabelle 2.2. Charakteristische Veränderungen des Gallensäuremusters im Darmsekret bei verschiedenen Störungen des Gallensäurenstoffwechsels mit Beispielen eigener Untersuchungsergebnisse. Normalwerte siehe Tabelle 1. Angegeben sind Mittelwert und Standardabweichung der prozentualen Anteile an der Gallensäurengesamtkonzentration sowie zwei Gallensäurenquotienten. Abk.: *Gly* Gylcin; *Tau* Taurin; *GS* Gallensäuren; *C* Cholsäuren; *CDC* Chenodesoxycholsäuren

	Freie GS	Mono-hydroxy-GS	Gly-GS / Tau-GS	Gallensäuren-Sulfate	Desoxychol-säuren	C / CDC
1. Cholestastische Leber-erkrankungen	(erhöht)	erhöht	vermindert	erhöht	(vermindert)	vermindert
– intra- und extra-hepatische Gallen-gangsatresie (n = 4)	8,3 ± 1,2	22,9 ± 17,4	0,20 ± 0,15	42,6 ± 18,1		0,13 ± 0,12
2. Gallensäurenmalab-sorption			erhöht		(vermindert)	
– Kurzdarm-Syndrom (n = 8)			6,7 ± 5,9			
– Mucoviscidose (n = 5)			3,7 ± 1,2			
3. Keimüberwucherung im oberen Dünndarm – s. unter (1.)	erhöht					
4. Funktionelle Störung der GS-Sekretion – Cöliakie (n = 12)	normal	↑	↑	↑	↑	↑

gekoppelten Gallensalze zunehmen. Durch die Einführung der ionisierten Gruppe werden die sulfatierten Gallensäuren im Darm schlechter rückresorbiert, während ihre renale Clearance vielfach höher als die der nicht-sulfatierten Gallensäuren ist [27]. Dadurch können *die peripher erhöhten Gallensalze vermehrt über den Urin ausgeschieden* werden, so daß die fehlende oder stark reduzierte Sekretion über die Galle auf diesem Wege in gewissem Grade kompensiert wird.

Gallensalze vermehrt im Urin

Als Ausdruck eines cellulären Leberschadens findet sich eine deutliche *Abnahme des prozentualen Anteils der Cholsäuren* an der Gallensäurengesamtkonzentration. Dadurch nimmt der Quotient von Cholsäuren und Chenodesoxycholsäuren im Darmsekret ab. Im Serum von Säuglingen mit kompletter extrahepatischer Gallengangsatresie sollen Chenodesoxycholsäuren dominieren, während bei einer intrahepatischen Cholestase Cholsäuren vorherrschen sollen [11]. Diese unterschiedlichen *Veränderungen im Gallensäurenmuster* werden als indirekte Folge der Primärerkrankungen angesehen, da ein kompletter Verschluß der abführenden Gallenwege in der Regel schneller als im Fall einer intrahepatischen Erkrankung zu cellulären Leberschäden führt. Effektiv wirksam sind *Cholestyramin* und *Phenobarbital* sowohl in differentialdiagnostischer als auch in therapeutischer Hinsicht *nur bei einer intrahepatischen Cholestase,* indem sie den Serum-Gallensäurespiegel senken und die Ausscheidung der Gallensalze über den Stuhl erhöhen.

Verändertes Gallensäuremuster

Cholestyramin und Phenobarbital senken Gallensäurenspiegel

2.1.7 Gallensäurenmalabsorption

Die Integrität des Ileums ist für die Gallensäurenresorption von größter Bedeutung. Chronische Schleimhautentzündungen wie bei Morbus Crohn oder funktionelle Störungen bei einer Mucoviscidose führen, sofern dieser Darmabschnitt betroffen ist, zu einem *erhöhten Gallensäurenverlust* über den Stuhl [29]. Auch nach chirurgischer Korrektur eines Morbus Hirschsprung kann es jahrelang zur Gallensäurenmalabsorption kommen [9]. Akuter und stärker ausgeprägt sind die klinischen Folgen nach einer ausgedehnten distalen Dünndarmresektion [21]. Anfangs setzen diese Patienten 10–12 wässrige Stühle täglich ab, die man als *„chologene Durchfälle"* bezeichnet. Hervorgerufen werden sie *durch* die hohe Konzentration *nicht resorbierter Gallensäuren,* die zu einer gesteiger-

Morbus Crohn, Mucoviscidose

Morbus Hirschsprung Chologene Durchfälle

ten Wasser- und Elektrolytsekretion der Colonschleimhaut führen. Durch eine vielfach *gesteigerte Neusynthese von Gallensalzen* in der Leber versucht der Organismus, die hohen Verluste zu kompensieren, so daß ein *Circulus vitiosus* entsteht, der in diesem Stadium *durch Cholestyramin unterbrochen* werden kann. Die heftigen wäßrigen Durchfälle lassen nach mehr oder weniger langer Zeit spontan nach, wenn der Gallensäurenpool infolge der nicht kompensierbaren faecalen Verluste derart stark verkleinert ist, daß nur noch geringe Gallensäurenmengen ins Darmlumen sezerniert werden. Eine Cholestyramintherapie ist in solchen Fällen nicht mehr angezeigt. Wäßrige Durchfälle treten dann noch unter Zufuhr langkettiger Fettsäuren auf, die nicht resorbiert, von Darmbakterien zu Hydoxyfettsäuren abgebaut werden und wäßrige Stühle induzieren.

Tierexperimentelle Untersuchungen weisen darauf hin, daß die nach einer Dünndarmresektion anfangs gesteigerte Neusyntheserate der Gallensäuren im Laufe der Zeit nachläßt. Vielleicht liegt hier eine Erschöpfung der Leber vor, oder aber es mangelt dem Organismus schließlich an Cholesterin, der Ausgangssubstanz der Gallensäurensynthese.

Verändertes Gallensäurenmuster

Typischerweise dominieren bei einer Gallensäurenmalabsorption Glycin-konjugierte Derivate im Darmsekret (Tabelle 2), weil bei einer Erkrankung des Ileums, das normalerweise Taurin-gekoppelte Gallensäuren besser als Glycin-konjugierte Gallensalze wieder aufnimmt, der aktive Transportmechanismus wegfällt; darüber hinaus zeigen die Glycinkonjugate im gesunden oder verbliebenen Restdarm aufgrund ihres höheren pk-Wertes ein besseres Diffusionsvermögen als Taurinderivate.

Häufig, aber nicht regelmäßig ist der prozentuale Anteil der Desoxycholsäure im Darmsekret bei diesen Patienten ähnlich wie bei schweren Lebererkrankungen reduziert. Ursache könnte eine mangelnde 7 α-Dehydroxylierung im Darmlumen oder aber eine verminderte Resorption dieser sekundären Gallensäure sein.

Weitere Resorptionsstörungen

Wie bei einer Cholestase ist auch im Falle einer mangelnden Cholerese nicht nur die Fettresorption, sondern auch die Resorption der fettlöslichen Vitamine A, E und K beeinträchtigt; infolge Bildung unlöslicher Seifen kann auch die Calcium- und Magnesiumresorption verringert sein.

2.1.8 Keimüberwucherung im oberen Dünndarm

Beim Gesunden ist der obere Dünndarm relativ wenig mit Bakterien besiedelt. Die Flora setzt sich hier vorwiegend aus aeroben Streptokokken, Lactobacillen, Staphylokokken und Pilzen zusammen. Zum terminalen Ileum hin nimmt die Anzahl der Mikroorganismen, vor allem auch die der Anaerobier zu. Letztere, wie Bacteroides, Veillonella und Clostridium, können Gallensäuren dekonjugieren, so daß freie Gallensäuren sekundär im Darm gebildet werden.

Keiminvasion im Dünndarm: Ausfällung von Gallensäuren

Kommt es im Dünndarm zu einer Stase wie beim Syndrom der blinden Schlinge oder durch Strikturen, Divertikel, Darmfisteln und angeborenen Mißbildungen, so **kann die distale Flora aufsteigen,** in oberen Darmabschnitten proliferieren und zu einer **vermehrten Dekonjugation der Gallensäuren** führen. Die entstehenden freien Gallensäuren sind im alkalischen Milieu des Darmsaftes relativ unlöslich, so daß sie ausgefällt werden, wahrscheinlich als nicht-ionisierte Säuren oder aber als Calciumsalze [23]. Dadurch kann die Gesamtkonzentration der Gallensäuren derart stark im Darmlumen abfallen, daß die „kritische micellare Konzentration" unter-

Steatorrhoe

schritten wird und eine **Steatorrhoe** auftritt [28]. In vitro- und In vivo-Untersuchungen bei Ratten lassen vermuten, daß unkonjugierte Gallensäuren auch eine Rolle in der Pathogenese der **Zuckermalabsorption** junger Säuglinge spielen; im Tierversuch hemmen sie den aktiven Transport der Monosaccharide.

Der Anteil freier Gallensäuren im Darmlumen steigt ebenfalls an, wenn der **bacteriostatische Effekt der Galle** wie **bei** einer intra- und extrahepatischen **Cholestase wegfällt** (Tabelle 2.2). Allerdings werden hier nicht derart hohe Konzentrationen an unkonjugierten Gallensäuren wie bei einer Stase des Chymus erreicht, die bis zu 50% der Gallensäurengesamtkonzentration ausmachen können.

Nierensteine

Nierensteine sind beim Syndrom der blinden Schlinge und bei Patienten mit Kurzdarmsyndrom oder chronischer Ileitis häufiger als bei der Normalbevölkerung [26]. Verschiedene Autoren konnten zeigen, daß diese Patienten größere Mengen Oxalat als Gesunde infolge der Fettmalabsorption resorbieren. Die Therapie sollte in einer fettreduzierten und oxalatarmen Diät bestehen.

2.1.9 Funktionelle Störungen der Gallensäurensekretion

Verschiedene Autoren fanden bei Erwachsenen mit tropischer Sprue in nüchternem Zustand und nach Stimulation mit einer Testmahlzeit verminderte Gallensäurenkonzentrationen im Duodenalsaft [2].

Kinder mit subtotaler Zottenatrophie der Mucosa haben gleichfalls und trotz größerer Sekretvolumina in der Basalperiode signifikant **niedrigere Konzentrationen an Gallensäuren** im Duodenalsekret als normalerweise zu erwarten sind [19].

Bei subtotaler Zottenatrophie enterohepatischer Kreislauf langsam

Nach Injektion von Secretin und Pankreozymin steigen die Konzentrationen und Gesamtmengen der Gallensäuren weit über das normale Maß hinaus an. Daraus ist zu schließen, daß der Gallensäurenpool gegenüber der Norm vergrößert ist [6]. Da die Gallensäurengesamtmenge in der basalen Secretinphase nicht gleichzeitig erhöht ist, muß die Umlauffrequenz des enterohepatischen Kreislaufs verlangsamt sein. Low-Beer konnte bei Erwachsenen mit Sprue mittels radioaktiver Gallensäuren beweisen, daß der Gallensäurenpool bei diesen Patienten größer und die Umlaufrate im enterohepatischen Kreislauf 2–3 mal kleiner als bei Normalpersonen ist [14]. Gleichzeitig gelang es ihm, die Ursache dieser Veränderungen aufzudecken. Wurde den Patienten eine Testmahlzeit gereicht, so konnte man röntgenologisch nur in den wenigsten Fällen eine ausreichende Gallenblasenkontraktion beobachten. Der Eintritt der Galle ins Duodenum war bei allen Probanden verzögert, während die Halbwertzeit radioaktiver Taurocholsäure verdoppelt war.

Totale Zottenatrophie

Wahrscheinlich *fehlt* sowohl Kindern als auch Erwachsenen mit totaler Zottenatrophie das Peptidhormon **Pankreozymin** in der schwer geschädigten Dünndarmschleimhaut, oder aber sie können das dort produzierte Hormon auf einen Nahrungsreiz hin nicht ausschütten. Dadurch würde ein Teil des Gallensäurenpools in der inerten Gallenblase sequestriert, die zwar stets mit Galle angefüllt ist, diese aber im Bedarfsfall nur ungenügend mobilisieren kann.

Trotz der schweren Mucosaveränderungen verlieren diese Patienten nicht mehr Gallensäuren als normalerweise über den Stuhl [30]. Eine Erklärung dafür könnte sein, daß die Schleimhautveränderungen bei einer Cöliakie in den proximalen Darmabschnitten stärker ausgeprägt als distal sind, und das Ileum als Ort der aktiven Gallensäurenrückresorption somit intakt ist.

Cöliakie **Bei** den von uns untersuchten Kindern mit glutenindurzierter **Cöliakie** war das **Gallensäurenmuster** im Darmsekret **regelrecht**. Indirekt konnte damit gezeigt werden, daß der obere Dünndarm bei diesen Patienten nicht übermäßig mit Bakterien kontaminiert war. Auch konnten wir keine signifikante Verschiebung des Quotienten von Glycin- und Taurin-konjugierten Gallensäuren nachweisen, wie man es gelegentlich bei tropischer Sprue gesehen hat [12].

2.1.10 Angeborene Störungen des Gallensäurenstoffwechsels

Herpetochole Cholestase
Eyssen und Boon beschrieben zwei nicht verwandte Säuglinge mit **intrahepatischer Gallengangsatresie** und congenitalen Stigmata, bei denen der Anteil der normalerweise nur in Spuren beim Menschen vorkommenden **Trihydroxykoprostansäure** 19% bzw. 45% betrug [3, 7]. Der Bruder des einen männlichen Säuglings war im Alter von 4 Monaten verstorben; bei der Obduktion war ebenfalls eine intrahepatische Gallengangsatresie gefunden worden. Der Patient selbst verstarb im Alter von 6 Monaten. Außer einer Hepatosplenomegalie hatte er eine Vierfingerfurche der linken Hand, eine Balkonstirn sowie einen beidseitigen Epicanthus und Nystagmus. Das andere Kind, ein Mädchen, überlebte 8 1/2 Monate. Sie hatte Klumpfüße, Vierfingerfurchen, epicanthische Falten, eine Balkonstirn sowie eine dritte Fontanelle.

Der hohe Anstieg der Trihydroxykoprostansäure, die ein natürliches Zwischenprodukt im Verlauf der Cholsäuresynthese ist, wird bei diesen Patienten auf einen angeborenen Defekt der Seitenkettenoxidation zurückgeführt. Ungeklärt ist, welcher Zusammenhang in diesen Fällen zwischen der intrahepatischen Gallengangsatresie und dem vermehrten Auftreten der Trihydroxykoprostansäure besteht. Da diese Gallensäure bei Reptilien in großen Mengen vorkommt, wurde von Fromm die Bezeichnung *„herpetochole Cholestase"* für das Krankheitsbild vorgeschlagen *(griech. herpeto = Reptil)*. Als Therapieversuch wurde eine Behandlung mit Cholestyramin und Phenobarbital vorgeschlagen [8].

Cerebrotendinöse Xanthomatose (CTX)
Die familiär erkrankenden Patienten haben xanthomatöse Ablagerungen im Gehirn, in den Lungen und Sehnen. Das klinische Bild manifestiert sich in cerebellarer Ataxie, Paresen und Demenz. Neben einem **niedrigen Cholesterinserumspiegel** werden **hohe Konzentrationen an Dihydrocholesterin** (5α-

Cholestan-3β-ol) im Plasma, in der Galle und allen Geweben sowie in den Erythrocyten gefunden; sie entsteht durch Reduktion des Cholesterins am A-Ring. Während die Galle von Patienten mit CTX arm an Chenodesoxycholsäuren ist, finden sich große Mengen an Tetra- und Pentahydroxyderivaten, die als normale oder pathologische Zwischenprodukte der Chenodesoxycholsäuresynthese angesehen werden. Als Ursache des gesamten Krankheitsbildes wird ein *angeborener Defekt in* diesem *Syntheseablauf* angenommen. Zufuhr von Chenodesoxycholsäuren vermindert die Dihydrocholesterinbildung. Ob dadurch auch eine Besserung der klinischen Symptomatik zu erreichen ist, bleibt abzuwarten [25].

Synthesedefekt aller Gallensäuren Powell, Jones und Richardson beschrieben den Fall eines 3 Monate alten Säuglings mit Gedeihstörung, chronischen Durchfällen, massiver Steatorrhoe und niedrigen Gallensäurenkonzentrationen im Duodenalsekret. Als Ursache wurden eine Lebererkrankung und ein Überwuchern von Keimen im oberen Darmtrakt ausgeschlossen; die Erkrankung konnte auch nicht auf eine Gallensäurenmalabsorption, eine totale Zottenatrophie der Mucosa oder eine Ausscheidungsstörung von Gallensäuren durch die Leber zurückgeführt werden [24]. Nach oraler Gabe von Gallensalzen erholte sich das Kind binnen weniger Tage. Die Autoren vermuteten einen *angeborenen Biosynthesedefekt,* der früh in der Synthesekette gelegen sein muß, da die *Konzentrationen aller Gallensalze reduziert waren.*

Byler-Syndrom Die recessiv vererbte Erkrankung geht mit Durchfällen, Steatorrhoe, Ikterus, Hepatosplenomegalie, Hyperlipidämie, Anämie, Rachitis und in der Regel erhöhten Gallensäurenwerten im Serum einher. Der Transport der Gallensäuren und des konjugierten Bilirubins durch die Membranen der Gallenkanälchen ist gestört. Werden die Cholestase und deren klinische Folgen nicht frühzeitig mit Cholestyramin, mittelkettigen Triglyceriden, Phenobarbital und Gaben fettlöslicher Vitamine behandelt, so sterben die Patienten bereits im Säuglingsalter. Ein Kind hat 14 Jahre überlebt; der Junge war geistig retardiert und hatte eine schwere Lebercirrhose [13].

Hyperlipidämien Patienten mit familiärer Hypercholesterinämie (Hyperlipidämie Typ IIa) haben einen verminderten Gallensäurenpool; die *Cholsäurenkonjugate* sind im Serum *signifikant reduziert* [31]. Im Gegensatz dazu ist die *Gallensäurensynthese bei einer Hyperlipidämie Typ IV gesteigert.*

Bisher konnte nicht geklärt werden, ob diese beiden Störungen des Gallensäurenstoffwechsels primär oder sekundär bedingt sind.

Literatur

1 Back P, Ross K (1973) Identification of 3 β-hydroxy-5-cholenoic acid in human meconium. Hoppe Seylers Z Physiol Chem 354: 83–89
2 Bevan G, Engert R, Klipstein FA, Maldonado N, Rubulis A, Turner MD (1974) Bile salt metabolism in tropical sprue. Gut 15: 254–259
3 Boon J, Bakkeren J, Miseré J, Schretlen E, Parmentier G, Eyssen H (1973) Increased trihydroxycoprostanic acid in bile in familial intrahepatic biliary atresia. Pädiatr Pädol 8: 181–186
4 Challacombe DN, Edkins S, Brown GA (1975) Duodenal bile acids in infancy. Arch Dis Child 50: 837–843
5 Danielsson H, Sjövall J (1975) Bile acid metabolism. Ann Rev Biochem 44: 233–253
6 Dowling RH (1972) The enterohepatic circulation. Gastroenterology 62: 122–140
7 Eyssen H, Parmentier G, Compernolle F, Boon J, Eggermont E (1972) Trihydroxycoprostanic acid in the duodenal fluid of two children with intrahepatic bile duct anomalies. Biochem Biophys Acta 273: 212–221
8 Fromm H, Hofmann AF (1975) The importance of bile acids in human diseases. Ergeb Inn Med Kinderheilk 37: 143–192
9 Gaze H, Murphy GM, Nelson R, Corkery JJ, Anderson CM (1975) Bile acid excretion after pull-through operation for Hirschsprung's disease. Arch Dis Child 50: 243–245
10 Goodchild MC, Murphy FM, Howell AM, Nutter SA, Anderson CM (1975) Aspects of bile acid metabolism in cystic fibrosis. Arch Dis Child 50: 769–778
11 Javitt NB, Morrissey KP, Siegel E, Goldberg H, Gartner LM, Hollander M, Kok E (1973) Cholestatic syndromes in infancy: diagnostic value of serum bile acid pattern and cholestyramine administration. Pediatr Res 7: 119–125
12 Kapadia CR, Radhakrishnan AN, Mathan VJ, Baker SJ (1971) A study of the ratios of bile salt conjugates of glycine to taurine in the jejunum and ileum in patients with tropical sprue. Scand J Gastroenterol 6: 357–361
13 Linarelli LG, Williams CN, Phillips MJ (1972) Byler's disease: fatal intrahepatic cholestasis. J Pediatr 81: 484–492
14 Low-Beer TS, Heaton KW, Pomare EW, Read AE (1973) The effect of coeliac disease upon bile salts. Gut 14: 204–208
15 Mosbach EH (1974) Regulation of bile acid synthesis. Verh Dtsch Ges Inn Med 80: 393–399
16 Mosbach EH, Salen G (1974) Bile acid biosynthesis. Pathways and regulation. Am J Dig Dis 19: 920–929
17 Murphy GM, Signer E (1974) Bile acid metabolism in infants and children. Gut 15: 151–163
18 Murphy GM, Billing BH, Baron DN (1970) A fluorimetric and enzymatic method for the estimation of serum total bile acids. J clin path 23: 594–598

19 Niessen KH (1978) Untersuchungen zum Gallensäurenstoffwechsel bei Kindern mit subtotaler Zottenatrophie der Dünndarmschleimhaut. Klin Pädiat 191: 341–349
20 Niessen KH (1979) Gallensäuren im Darmsekret von Säuglingen und Kindern. Normalwerte, Lognormalverteilung und Altersabhängigkeit der Gallensäurengesamtmenge sowie des Gallensäurenmusters. Monatsschr Kinderheilk 127: 29–36
21 Niessen KH, Osswald P, Flach A (1978) Untersuchungen gastrointestinaler Funktionen bei Kindern nach subtotaler Dünndarmresektion. Z Kinderchir 25: 16–31
22 Norman A, Strandvik B (1973) Excretion of bile acids in extrahepatic biliary atresia and intrahepatic cholestasis of infancy. Acta Paediatr Scand 62: 253–263
23 Northfield TC, Drasar BS, Wright JT (1973) Value of small intestinal bile acid analysis in the diagnosis of the stagnant loop syndrome. Gut 14: 241–347
24 Powell GK, Jones LA, Richardson J (1973) A new syndrome of bile acid deficiency – a possible synthetic defect. J Pediatr 83: 758–766
25 Salen G (1971) Cholestanol deposition in cerebrotendinous xanthomatosis. A possible mechanism. Ann Intern Med 75: 843–851
26 Smith LH, Fromm H, Hofmann AF (1972) Acquired hyperoxaluria, nephrolithiasis, and intestinal disease. Description of a syndrome. N Engl J Med 286: 1371–1375
27 Stiehl A (1972) Bile salt sulphates in intra- and extrahepatic choletasis. In: Back P, Gerok W (eds) Bile acids in human diseases. Schattauer, Stuttgart New York, pp 73–77
28 Watkins JB, Szczepanick P, Hachey DL, Klein PD, Lester R (1973) Bile salt metabolism in infancy: effect of bacterial overgrowth. Pediatr Res 7: 341
29 Weber AM, Roy CC, Morin CL, Lasalle R (1973) Malabsorption of bile acids in children with cystic fibrosis. N Engl J Med 289: 1001–1005
30 Weber AM, Roy CC, Chartrand L, Morin CL, Caillie M van (1974) Malabsorption des acides biliaires chez l'enfant, en l'abscence de résection intestinale. Union Med Can 103: 2089–2094
31 Wollenweber J, Stiehl A (1972) Größe des Pools und Turnover der primären Gallensäuren bei Hyperlipoproteinämien. Unterschiedliche Befunde bei Typ II und Typ IV Hyperlipoproteinämie. Klin Wochenschr 50: 33–38

2.2 Pathophysiologie der gastrointestinalen Hormone
(D. Kaiser)

2.2.1 Morphologie und Einteilung des gastrointestinalen Hormonsystems

Helle Zellen produzieren Polypeptide

Über den **gesamten Intestinaltrakt verstreut** findet sich das System der **„hellen Zellen"**, welches von Feyrter [30–32] morphologisch intensiv untersucht und beschrieben wurde. Ein Teil dieser Zellen liegt in die Mucosa des Darms eingestreut, so daß ein direkter Kontakt mit dem Darmlumen entsteht, sie werden die „offenen Zellen" genannt. Die „geschlossenen" hellen Zellen hingegen liegen an der Basis der Mucosa und sind so von Nachbarzellen umgeben, daß keine Verbindung zum Lumen besteht. Die Zellen haben die gemeinsame Eigenschaft, Silbersalze aus alkalischen Färbelösungen aufzunehmen, ohne sie jedoch zu reduzieren (argyrophile, non-argentaffine Zellen [35]. Feyrter's Postulat, daß diesem diffus über den Darm verstreuten System eine endokrine oder parakine Funktion zukommen müßte, hat sich in den Untersuchungen der nachfolgenden Jahrzehnte vollauf bestätigt [61]. Die hellen Zellen des Darmes sind *Teil eines Systems Polypeptid-produzierender Zellen,* welche mittlerweise *auch* weit verstreut *extraintestinal* nachgewiesen wurden.

Polypeptide mit Hormon- und/oder Neurotransmitterwirkung

Die Polypeptide üben entweder endokrine Hormonwirkung aus oder sie sind an der Neurotransmitterfunktion des Zentralnervensystems beteiligt. Schließlich gibt es Substanzen, welche sowohl Hormon wie auch Neurotransmitter sind, je nachdem, in welchem Organbereich sie aufgefunden werden. Beispiele hierfür sind Somatostatin und Bombesin. Dieser zweiseitige Aspekt der heute *Intestinalhormone* genannten Polypeptide *(GI-Hormone)* verwischt die klassische Unterscheidung in neuronale und humorale Informationsübertragung. An peripheren Nervenzellen konnte sogar das Vorkommen von zwei Neurotransmittersubstanzen gleichzeitig beobachtet werden: In den Grenzstrangganglien des Meerschweinchens fanden Hökfelt et al. [42] Noradrenalin und Somatostatin, ein Befund, der das Dale-Postulat „ein Neuron – ein Transmitter" in Frage stellt.

Nach intracellulärer Synthese werden die *Peptide in Granula gespeichert.* Mittels Ultrastrukturanalyse [79] können nach Dichte, Form und Größe der Granula 12 Zelltypen endokriner Art im Darm und 5 weitere im Pankreas unterschieden werden.

Methoden zur Identifizierung

Um den Hormoncharakter eines Darmpolypeptids zu beweisen, muß es (1) aus Darmgewebe extrahiert und isoliert werden, (2) seine Struktur aufgeklärt werden und (3) ein Radioimmunoassay vorhanden sein. Erst wenn es so hoch spezifisch und in geringsten Konzentrationen nachgewiesen werden kann, sind die physiologischen und pathophysiologischen Mechanismen, in welche Darmhormone involviert sind, der Untersuchung zugänglich.

Über die morphologischen, immunologischen und methodischen Probleme unterrichten die neueren Publikationen von Straus [81], Creutzfeldt [17], Bloom [7], Arnold [3], Heitz et al. [38], Jaffe et al. [45], McGuigan [54] und Klapdor [46]. Speziell mit dem Vorgehen bei Darmhormonbestimmungen in Biopsien beim Menschen befaßt sich die Publikation von Bryant [13].

Nachdem die ***Möglichkeit der Antikörpererzeugung*** bestand, folgten immuncytochemische Bemühungen, die einzelnen Polypeptidentitäten bestimmten Zelltypen zuzuordnen. Dieser wichtige, vereinigende Schritt gelang jedoch erst, nachdem es möglich war, die Antigenität der intrazellulär gelegenen Peptide in der Elektronenmikroskopie zu erhalten. Unter konventionellen Verfahren hatte bisher die Fixation zu vollkommenem Verlust der Antigenreaktivität geführt. Mittels zweier bifunktionaler Reagentien (Diäthylpyrocarbonat und Parabenzochinon) gelang es, diese Schwierigkeiten zu überwinden [59, 60]. ***Für die Mehrzahl der GI-Hormone konnte*** jeweils ***ein individueller Zelltyp identifiziert werden.*** Dennoch schlug der Versuch fehl, eine Einteilung nach funktionellen Gesichtspunkten vorzunehmen, da das Sekretionsprodukt einiger Zellen unbekannt war, bei anderen die Kenntnisse unzureichend waren und schließlich Unklarheit über die physiologische Bedeutung einiger intrazellulär lokalisierter Produkte bestand. So wurde 1977 in Lausanne (Tabelle 2.3) die verbesserte Wiesbadener Klassifikation der GI-Zellen wiederum nach primär ultrastrukturellen Gesichtspunkten vorgenommen. Hauptkriterium ist die Beschaffenheit der sekretorischen Granula in puncto Struktur, Größe, Form und Reaktivität. Daneben finden subcelluläre Strukturen ebenso wie histochemische und biochemische Werte Berücksichtigung.

Tabelle 2.3. Lausanner Nomenklatur der gastrointestinalen Hormone. Die Buchstaben geben den Zelltyp an. (Mod. nach Solcia et al., in: Bloom, SR (Ed.): Gut Hormones, 1978, S. 41)

Hormone						
Pankreas	Magen	Dünndarm oberer	Dünndarm unterer	Dickdarm	Polypeptid	Anzahl Aminosäuren
–	–	S	S	–	Secretin	27
–	–	K	K	–	Gastric Inhibitory Peptide	43
(D_1)	(D_1)	D_1	(D_1)	D_1	Vasoactive Intestinal Polypeptide	28
–	–	–	A	–	Enteroglucagon	29
A	–	–	–	–	Glucagon	29
–	G	G	–	–	Gastrin	17(34)
–	–	I	I	–	Cholecystokinin	33
Hormonanwärter						
D	D	D	–	–	Somatostatin	14
(P)	P	P	–	–	Bombesin	14

APUD-System Das sogenannte APUD-Konzept *(Amine precursor uptake and decarboxylation system"* [58] ermöglicht es, das gastroenteropankreatische System der hellen Zellen in das übergeordnete *Prinzip der diffusen neuroendokrinen Zellen* einzuordnen. Unabhängig von der Bildung eines individuellen Hormones nehmen diese *Zellen* den „amine precursor" *5-Hydroxytryptophan* auf und *decarboxylieren* ihn *zu 5-Hydroxytryptamin* als biogenem Amin. Bisher konnten etwa 40 Zelltypen neuroendokriner Art neben Pankreas und Darm in so unterschiedlichen Organen wie Schilddrüse, Carotissinus, Nebennierenmark und Zentralnervensystem identifiziert werden.

Während man früher annahm, daß sämtliche APUD-Zellen direkt dem Neuralrohr entstammen, unterscheidet man heute *ontogenetisch drei Typen* [61, 64]:

1. das gastroenteropankreatische System. Es bildet sich schon in einer sehr frühen embryonalen Phase aus Zellkloni des Ektoblasten.
2. In gleicher Weise als APUD- und Polypeptidbildner geprägte Zellen sondern sich später aus dem differenzierten Ektoderm aus. Dies betrifft die neuroendokrinen Hypothalamuszellen, die Hypophyse, die Zirbeldrüse, die

Nebenschilddrüse und auch die endokrinen Zellen der Placenta.
3. Calcitonin-produzierende Schilddrüsenzellen, Carotissinus und Nebennierenmark. Nur diese dritte und kleinste Gruppe entspricht dem ursprünglich vermuteten Konzept, daß APUD-Zellen direkt dem Neuralrohr entspringen könnten.

2.2.2 Struktur der gastrointestinalen Hormone

Um einem Polypeptid den *Status eines Hormons* zuzuerkennen, müssen folgende Kriterien erfüllt sein:
1. Reizeinwirkung auf den entsprechenden Darmabschnitt muß zu einem Effekt in einem entfernten Organ führen.
2. Dieser Effekt muß auch auftreten, wenn die neurale Verbindung zwischen Receptions- und Effectororgan ausgeschaltet ist.
3. Ein gleicher biologischer Effekt muß bei intravenöser Gabe des Hormones beobachtbar sein, wobei physiologische Blutspiegel gewährleistet sein müssen.

Nach diesen Kriterien haben *sechs Polypeptide* (Secretin, Glucagon, VIP, GIP, Gastrin, Cholecystokinin) sicheren Hormonstatus erlangt, während weitere 30 Polypeptide als potentielle Hormonanwärter „hormone candidates" bezeichnet werden müssen. Als Hormonanwärter gelten immunhistologisch in den hellen Zellen nachgewiesene und mittels Radioimmunoassay identifizierte Substanzen, von welchen jedoch nur pharmakologische und keine physiologischen Effekte gesichert sind.

Secretin-Familie   Die Darmhormone sind anhand ihrer Sekundärstruktur in *zwei Gruppen* zu unterteilen (Tabelle 2.4). Bei der *Secretin-Familie*, bestehend aus dem „*v*asoactive *i*ntestinal *p*olypeptide" *(VIP)*, dem *Secretin*, dem *Glucagon* und dem „*g*astric *i*nhibitory *p*eptide"*(GIP)* finden sich mehrfach Regionen identischer Aminosäurensequenzen.

Gastrin-Familie   Zur Gastrin-Familie gehören *Gastrin* und *Cholecystokinin-Pankreozymin*. Beiden Hormonen sind fünf terminale Carboxylaminosäuren der Sequenz: Gly-Trp-Met-Asp-Phe-NH$_2$ gemeinsam. Diese teilweise Strukturgleichheit dürfte für das weitgehend übereinstimmende biologische Wirkungsspektrum verantwortlich sein. Cholecystokinin ist ein schwacher Agonist sowie ein kompetitiver Hemmer der Gastrinwirkung.

Tabelle 2.4. Einteilung der gastrointestinalen Hormone

Polypeptid	Anzahl der Aminosäuren
Secretin-Familie: Mehrere gemeinsame Aminosäurensequenzen	
Secretin	27
Vasoactive Intestinal Polypeptide	28
Gastric Inhibitory Polypeptide	43
Glucagon	29
Gastrin-Familie: Gemeins. Sequenz der 5 Carboxyl-terminalen Aminosäuren	
Gastrin	17 (34)
Cholecystokinin	33

Wirkungsmechanismus

Gastrin existiert *in mehreren Formen,* meist als Dekaheptapeptid („G17" im Zollinger-Ellison-Tumor) und auch in der Antrummucosa des Darmes. Im Blut liegt Gastrin in verdoppelter Form (G34, „big gastrin") vor [54].
Um wirken zu können, müssen die Hormone an den Bindungsstellen („binding sites") des Effectororgans („target cell") Kontakt gewinnen. Hierfür sind *ladungstragende Polypeptidkettensegmente* erforderlich, welche in Sequenzen von 5–10 Aminosäuren gehäuft entweder saure(Asparagin-Glutathion) oder alkalische (Arginin, Lysin) Aminosäureresiduen aufweisen [34]. Die Häufigkeit solcher Incidenzen läßt sich statistisch berechnen, und es können molekulare Verwandtschaften herausgearbeitet werden. Es fand sich, daß „vasoactive intestinal polypeptide", „pancreatic polypeptide", „gastric inhibitory peptide", Glucagon und Calcitonin jeweils in Abständen von 15 Aminosäuren Ladungshäufungen gleicher Art aufweisen. Synergistische Wirkungen oder kompetitive Verdrängungen vom Receptor werden aufgrund dieser Strukturähnlichkeit verständlich.

2.2.3 Die einzelnen Hormone

Vasoactives Intestinales Polypeptid (VIP) Intestinale Wirkung

Intestinales VIP. Die VIP-Freisetzung am Intestinaltrakt wurde durch Fahrenkrug et al. [28] untersucht. Folgende Mechanismen waren regelmäßig von VIP-Freisetzung in das venöse Gefäßsystem des Katzendarms begleitet:
1. **Magenrelaxation** nach mechanischer Reizung des Pharynx und Oesophagus.

2. **Colon-Vasodilatation** nach Stimulation des N pelvicus.
3. Lokale reflektorische **Darm-Vasodilatation** nach mechanischer Stimulation der Mucosa.

Aus den H-Zellen der menschlichen Darmmucosa konnten **drei molekulare Formen** des VIP identifiziert werden, welche alle weniger positiv geladen sind als das ursprünglich vom Schwein isolierte Peptid. Genauere Untersuchungen am Darm des Ebers durch Dimaline und Dockray [19] zeigten, daß auch hier die Mucosa drei Hormonindividuen enthält, deren Konzentrationen entlang des Darmes nach anal hin zunehmen. In der Muscularis hingegen wurde das stark positiv geladene reine Schweine-VIP gefunden. Vermutlich wirkt dieses im Plexus myentericus als Neurotransmitter, während Mucosa-VIP als Hormon sezerniert wird.

Freisetzung

Schaffalitzky de Muckadell et al. [72] untersuchten die Mechanismen, die zur Freisetzung führen. Die Plasmakonzentration stieg **nach intraduodenaler Gabe** von *Salzsäure, Fett, Äthanol*, nicht aber nach Gabe von Aminosäuren, Glucose, Kochsalz oder einer gemischten Mahlzeit. Als Normwerte beim nüchternen Gesunden wurden 4,3 pmol/l gemessen. Nach Ansicht der Autoren hat VIP eine lokale parakrine Funktion, weil es vorwiegend in den intercellulären Raum sezerniert werde. Serumspiegelveränderungen seien daher mit Vorsicht zu bewerten. Weiterhin wurde eine

Einfluß auf Pankreas und Magen

Stimulation der Wasser- und Bicarbonatsekretion am Pankreas sowie **der Säure- und Pepsinsekretion des Magens** beobachtet.

Damit ist VIP ein potenter Modulator der Pankreas- und Magensekretion.

Immuncytochemisch wurde VIP auch im Pankreas nachgewiesen [48]. VIP-haltige Nerven finden sich um alle Acini herum. VIP wird am Pankreas eine neurokrine Funktion zugeschrieben, entweder mit direkter Innervation von Inseln, Gefäßen und Acini (Hund) oder mit indirekter Einwirkung über die intrapankreatischen Ganglien (Katze, Schwein, Mensch).

VIP extraintestinal im ZNS

Extraintestinales VIP findet sich **im Neocortex, Hypothalamus, Striatum** und **Nucleus amygdalae**. Subfraktionierungen zeigten, daß es an den Nervenendigungen, den synaptosomalen Fraktionen, nachweisbar ist. Untersuchungen an der Ratte sprechen dafür, daß VIP **aus dem Hypothalamus über das Portalsystem der Hypophyse an die Neurohypophyse** abgegeben wird. In diesem Hypophysenportalblut fanden sich im Durchschnitt 19mal höhere Konzentrationen immunoreaktiven VIP als im Gewebe oder peripheren Blut [71]. Hinweise für Neurotransmitterfunktion oder Abgabe in den großen Kreislauf (wie bei Hypophysenhinterlappenhormonen) fanden sich nicht.

Im Hypothalamus der Ratte ist VIP subcellulär in Membranen und synaptischen Vesikeln nachzuweisen. Dieser Pool an VIP steht zur Sekretion frei und wird durch Kaliumgabe ausgeschüttet [27]. An Ratten mit kanüliertem III. Ventrikel wurde VIP intraventriculär appliziert und mit der Wirkung einer intravenösen Gabe auf die Freisetzung von Hypophysenhormonen verglichen [90]. Bemerkenswert war eine langdauernd erhöhte Wachstumshormonsekretion. Intravenöse Gabe war wirkungslos.

Möglicherweise *kann* also *VIP* via Hypothalamus *als Neurotransmitter die Hypophysenhormonfreisetzung beeinflussen.*

Hypothalamisches VIP ist in den Synaptosomen lokalisiert, und die Frage seiner postsynaptischen Wirkung wurde an Hirnschnitten untersucht [9]. Immer kam es unter VIP zu einer Akkumulation des cyclischen AMP und einer Aktivation der Adenylcyclase.

Im Liquor — Am Menschen stellten Ebeid et al. [23] fest, daß VIP *im Liquor in hohen Konzentrationen* vorkommt, bei intravenöser Gabe jedoch nicht im Stande ist, die Liquorschranke zu überwinden. Gabe des liquorgängigen Cholinesteraseinhibitors Physostigmin führte zu einer prompten VIP-Sekretion in den Liquor. Gabe eines nicht-liquorgängigen Cholinesteraseinhibitors ließ das Liquor-VIP nicht ansteigen. Liquorveränderungen dürften demnach Ausdruck einer VIP-Sekretion aus dem ZNS sein.

Bei Tumoren — Endokrin aktive **Tumoren,** insbesondere **des Pankreas, können VIP sezernieren.** Im klassischen Falle liegt ein *β-Inselzelltumor* zugrunde *(Vipoma)*. Die klinische Symptomatik ist als *Verner-Morrison-Syndrom* bekannt: „watery diarrhea", „hypokalemia", „achlorhydria" (WDHA-Syndrom). Ein Diarrhoesyndrom mit VIP-Erhöhung ist jedoch nicht gleichbedeutend mit einem Pankreas-Vipoma. Taylor et al. [82] berichten von einem Patienten, der 4 Jahre wäßrige Diarrhoen, eine Hypokaliämie und infolge einer Hypertonie Episoden von Hemiparese hatte. Es fand sich ein großer suprarenaler Tumor, bei dessen Palpation es zu Hypertoniekrisen kam. Histologisch lag ein Ganglioneuroblastom mit Sekretion von Noradrenalin und VIP vor. Die klinische Symptomatik entsprach dem Verner-Morrison-Syndrom. Cooperman et al. [16] und Gardner [33] warnen ebenfalls vor der Gleichsetzung der Begriffe VIP-Erhöhung und Vipoma. *Normale VIP-Werte schließen den Tumor nicht aus.* Neben dem Vipoma kann das WDHA-Syndrom noch durch ein *Pankreascarcinom,* eine *Pankreas-Inselzellhyperplasie,* ein endokrin aktives *Bronchialcarcinom* und beim Kind durch ein *Neuroblastom* ausgelöst werden. Ein Corticosteroidstoß mit 40 mg/Tag sollte nur beim Vipoma die Diarrhoen bessern, andernfalls ist die Diagnose zu revidieren und eine Laparotomie mit entweder Resektion des Pankreas, Biopsie der Metastasen oder – wenn kein Tumor zu finden ist – eine 75%ige Pankreasresektion durchzuführen.

Bloom [8] beurteilt die Aussagekraft der Serum-VIP-Bestimmung optimistischer. Bei allen von ihm untersuchten 39 Patienten mit hoher VIP-Konzentration (über 100 pmol/l) bestätigte sich operativ ein Vipoma. Allerdings lag dies in vielen Fällen extrapankreatisch, hier lagen histologisch Ganglioneurome und Ganglioneuroblastome vor. Besonders bei Kindern ist an das Neuroblastom zu denken.

Ebeid et al. [22] publizierten nicht so günstige Resultate. Bei 11 Patienten mit WDHA-Syndrom und Tumor entweder des Pankreas oder der Leber fanden sie zwar erhöhte Werte über 200 pmol/l (normal $9,6 \pm 4,1$). Bei 6 Patienten mit gleicher Symptomatik jedoch waren die Werte normal. Über die definitive Diagnose dieser Patienten wird nichts gesagt.

„Gastric Inhibitory Peptide" (GIP)
Bildung
Freisetzung

Wirkung

Dieses Polypeptid wird *in den K-Zellen des Duodenum's* und des *oberen Dünndarms* gebildet [14, 56]. Auch in den A-Zellen des Pankreas wurde es nachgewiesen [78]. Es wird ins Blut *nach oraler Gabe von Fett und Glucose* und in geringerem Ausmaße von *Aminosäuren* freigesetzt [83, 49].

Seine hervorstechendste Wirkung ist die *Stimulation der Insulin-Abgabe.* Diese Wirkung tritt jedoch nur *bei Blutzuckerwerten über 100 mg%* auf [24, 53]. Bei Blutzuckerwerten darunter läßt sich durch GIP kein Insulin freisetzen. Die Geschwindigkeit der Fett- oder Glucoseresorption an der Mucosa scheint der spezifische Stimulus für die GIP-Freisetzung zu sein. Möglicherweise besteht eine Rückkopplungssteuerung über das Plasmainsulin, weil unter Insulindauerinfusion durch eine Testmahlzeit deutlich weniger GIP produziert wird.

Bei normalgewichtigen Personen wird durch die Beigabe von Glucose zu einer Fett-Testmahlzeit weniger GIP freigesetzt,

Glucose hemmt Ausschüttung bei Fettmahlzeit als bei Fettgabe allein, wahrscheinlich, weil die **Glucose-induzierte Insulinausschüttung die GIP-Abgabe hemmt.** Bei Adipösen mit pathologischer Glucosetoleranz ist dieser Rückkopplungsmechanismus möglicherweise gestört.

Bei Fettsucht hohe Werte Creutzfeldt et al. [18] fanden erhöhte Nüchtern-GIP-Spiegel bei diesen Patienten und einen exzessiven Anstieg des GIP unter einer Fett-Kohlenhydrat-Mahlzeit. Dieser Anstieg erfolgte trotz gleichzeitiger Erhöhung der Plasma-Insulinkonzentrationen.

Nach den Untersuchungen von Morgan [56] ist fraglich, ob es eine „feed-back"-Kontrolle der GIP-Sekretion gibt, da sie bei Insulinom-Patienten mit hohen Plasma-Insulinwerten ebenfalls GIP-Erhöhungen fanden.

GIP-Stimulation Anhaltend ließ sich der GIP-Spiegel *im Serum durch Glucose* und *Saccharose erhöhen.* Kurzzeitige Anstiege erfolgten nach oraler *Galaktosegabe.* Die intakte Funktion des aktiven Carriers für Monosaccharide ist demnach Voraussetzung für die GIP-Freisetzung. Diabetiker reagierten auf orale Glucosebelastung wie Normale mit einer GIP-Freisetzung [69].

Ebert et al. [25] untersuchten genauer die Zusammenhänge zwischen GIP und Insulin: Durch intravenöse Glucoseinfusion wurde eine Hyperglykämie und konsekutiv Insulinmehrproduktion ausgelöst. *Säurestimulation des Duodenums* unter der Infusion führte zur Freisetzung von immunreaktivem GIP mit Steigerung auch des Plasmainsulins. Dieser GIP-Effekt auf das Plasmainsulin konnte durch Neutralisation des GIP infolge GIP-Antiseruminfusion ausgelöscht werden.

Thomas et al. [84] konnten zeigen, daß *intraduodenale Aminosäurenperfusion* beim Menschen lediglich die GIP-Abgabe ins Serum erhöht, ohne daß das Insulin mitreagiert. Andersen et al. [2] untersuchten die Bedingungen, unter denen orale Glucosegabe die Insulinsekretion fördert, und ob sich Hinweise für einen Insulin-GIP-„feed-back"-Mechanismus finden ließen. An gesunden Personen wurden konstante Hyperglykämien („glucose clamp") aufrechterhalten. Hierunter stieg GIP nicht an. Wurde jedoch zusätzlich Glucose oral gegeben, so erhöhte sich GIP von 300 auf 752 pg/ml. Insulin zeigte den bekannten biphasischen Verlauf mit zunächst drastischem Anstieg und später sanfterem Verlauf. Unter Euglykämiebedingungen stieg GIP bei oraler Glucosegabe zwar an, jedoch vermochte es kein Insulin zu stimulieren.

Um zu prüfen, ob die Serum-Insulinwerte auf die GIP-Freisetzung Einfluß nehmen, wurde den Personen Insulin infundiert. Dieses parenteral zugeführte Insulin war nicht imstande, den GIP-Release zu hemmen. Diese Untersuchungen sprechen gegen einen Rückkopplungsmechanismus Insulin-GIP.

Reguliert BZ-Spiegel — **GIP beeinflußt** zweifellos die **Insulinfreigabe** und damit die Regulation des Glucosespiegels im Blut. Es ist damit das wichtigste Hormon der sogenannten „entero-insulären Achse". Gleichgerichtete, aber schwächer ausgeprägte Effekte haben auch Secretin und Gastrin. Inwieweit es sich um pharmakologische oder physiologische Effekte handelt, wird von Brown u. Otte [12] diskutiert. Bei GIP sprechen alle Daten für eine physiologische Bedeutung der insulinotropen Wirkung. Der sofortige (monophasische) **Insulinanstieg nach oraler Glucosegabe wird durch GIP vermittelt,** aber auch in der zweiten prolongierten Phase der Insulinausschüttung ist GIP aktiv: GIP-Infusion bei Hyperglykämie führt zu höherem Insulinanstieg als bei Infusion der gleichen Glucosemenge allein. Allerdings ist Hyperglykämie (Schwellenwert 5,5 mmol/l) Voraussetzung für die GIP-Wirkung.

GIP-Stimuli — GIP-auslösende Stimuli sind:
1. **Glucosegabe**, GIP-Anstieg innerhalb 60 min.
2. **Triglyceride** haben etwas verzögerte Wirkung, Maximum nach 120–150 min. erreicht.
3. Interessant ist der sofortige GIP-stimulierende Effekt von **intraduodenal** gegebenen **Aminosäuren.** Schon nach 15 min. steigt GIP an, damit einher geht eine kräftige Insulinausschüttung, obwohl Hyperglykämie nicht im Spiel ist.

Ob das unter (3) beschriebene Phänomen ein direkt insulinotroper Effekt der Aminosäuren oder eine Aminosäureneinwirkung über das GIP darstellt, ist nicht zu entscheiden.

Auch Secretin ist insulinotrop bei Hyperglykämie, kann jedoch nur die erste Phase der Insulinausschüttung stimulieren. Dieser Effekt ist wohl pharmakologisch, weil die unter einer gemischten Mahlzeit oder Säureinstillation ins Duodenum auftretenden Plasma-Secretinwerte zu niedrig sind, um insulinotrop zu wirken.

Gleiches gilt vom Gastrin.

Inhibitorische Wirkung — Angesichts der durch diese Untersuchungen gesicherten Bedeutung von GIP für die enteropankreatische Achse treten die ursprünglich beschriebenen Effekte wie Inhibition der **Gastrin-sekretion, Hemmung der Pepsin- und Magensäuresekretion** in den Hintergrund.

Secretin Funktion

Vom Secretin ist bekannt, daß es

1. an den Schaltstücken des Pankreas die **Wasser-Bicarbonat-Komponente der Pankreassekretion stimuliert,**
2. infolge seiner lipolytischen Eigenschaften die **Bluttriglyceride absenkt** und
3. **insulinotrop** wirken kann.

Stimuliert Pankreaswachstum

Secretin übt möglicherweise trophische Effekte auf Pankreas und Dünndarmschleimhaut aus. Hughes et al. [43] haben 1977 zeigen können, daß unter langdauernder totaler parenteraler Ernährung das Gesamtgewicht der Bauchspeicheldrüse des Hundes sich verminderte, vorwiegend infolge Schrumpfung von acinärem Gewebe. Analoge Involutionen traten an der Dünndarmschleimhaut auf. Durch die tägliche Gabe von Cholecystokinin und Secretin ließ sich diese Involution der Dünndarmmucosa hintanhalten [44]. Auch Solomon et al. [80] vermuteten wachstumsfördernde Effekte des Secretin und Coeruleins auf das Pankreas. Sie injizierten Ratten maximal 15 Tage lang Coerulein oder Secretin sowie beide Hormone gemeinsam. Unter Coerulein nahm das Pankreasgewicht zu, aus dem Anstieg von DNA, RNA und Protein konnte auf Prozesse der Hyperplasie und Hypertrophie geschlossen werden. Zudem waren der Trypsinogen- und Amylasegehalt angestiegen. Zusätzlich gegebenes Secretin erhöhte den Effekt, denn schon nach 5 Tagen war maximale Hyperplasie und Hypertrophie erreicht. Secretin steigert demnach die Coerulein-induzierte Hypertrophie des Pankreas.

Diese erhaltende Funktion von Enterohormonen könnte für den Nahrungsaufbau bei Problempatienten mit lanzeitiger parenteraler Ernährung bedeutungsvoll werden.

Während die meisten gastrointestinalen Hormone nach einer gemischten Mahlzeit deutlich meßbar im Blut ansteigen, ist dieser Nachweis für das Secretin bisher nicht gelungen. Sicher

Sekretion

ist nur, daß **intraduodenale Säuregabe** die **Serumspiegel des Secretins ansteigen läßt,** gefolgt von einer meßbaren Steigerung der Wasser- und Bicarbonatsekretion des Pankreas. Auch Pelletier et al. [62] konnten bestätigen, daß eine flüssige gemischte Testmahlzeit keine meßbaren Secretinanstiege im Blut erzeugt. Nach ihrer Meinung reichen die pH-Absenkungen unter der Mahlzeit nicht zur Stimulation aus. Darüber hinaus sei die Wirkung der gleichzeitig stimulierten weiteren pankreotropen Hormone einschließlich des Cholecystokinins zu berücksichtigen. Wahrscheinlich ist das Pankreassekret in seiner qualitativen und quantitativen Zusammensetzung die Resultante des Zusammenwirkens mehrerer neuraler und enterohormonaler Mechanismen.

Der aktuelle Säuregehalt einer Mahlzeit oder auch die postprandiale endogene Säuerung führt zu meßbarem Anstieg des Serumsecretins und damit zur Pankreassekretion. Dies geht aus den Untersuchungen von Llanos et al. [51] hervor. Sie gaben Fistelhunden unterschiedlich saure Mahlzeiten. Bei pH 3 stieg das Blutsecretin um 43%, bei pH 2 um 80% an. Auch nach postprandialer endogener Säuerung stieg das Sekretin im Blut der Tiere an. Neutrale oder alkalische pH-Werte der Mahlzeit stimulierten zwar Gastrin, Secretin erschien jedoch nicht meßbar im Blut.

Schaffalitzky de Muckadell et al. [73] konnten die *Secretinfreisetzenden Strukturen* in das **obere Duodenum** lokalisieren, weil Säureinstillation in diesem Bereich zu den höchsten Steigerungen des Secretins im Blute führte. Nachfolgend haben die gleichen Autoren 1978 zeigen können [74], daß intravenös erzeugte gleich hohe Secretinspiegel die pankreatische Bicarbonatsekretion stimulieren. Secretinkonzentrationsänderungen dieser Größenordnung werden daher als physiologische Unterschiede zwischen Nüchtern- und Stimulationszustand gewertet.

Hemmung der Sekretion

Pankreatisches Polypeptid, welches in den A-Zellen gebildet wird, steigt nach jeder Mahlzeit im Blut an, die physiologische Bedeutung dieses „Hormonkandidaten" ist nicht bekannt. Eine Publikation von Adrian et al. [1] gibt Hinweise, daß es die **Secretinwirkung auf das Pankreas modifiziert.** Wurden physiologische Spiegel von pankreatischem Polypeptid im Serum erzeugt, so sank der Secretin-stimulierte Bicarbonatgehalt des Pankreassaftes um 25%.

Auch **Somatostatin** [36] wirkt **negativ auf** die **Secretinfreisetzung** und die Bicarbonatsekretion des Pankreas. Während nach Duodenalansäuerung ohne Somatostatin-Injektion das Secretin von 4,6 auf 22 pmol/l und die Bicarbonatausscheidung von 8 auf 283 mmol/l anstiegen, betrugen die Werte unter Somatostatineinfluß für das Secretin 4,4/6,7 mmol/l bzw. 8,0/70 mmol/l für das Bicarbonat. Umgekehrt war es möglich, die durch Secretindauerinfusion induzierte Bicarbonatsekretion mit Somatostatin zu unterdrücken. Bemerkenswert ist, daß Säuregabe trotz Somatostatin den Volumen- und Bicarbonatfluß des Pankreas anregt, obwohl das Plasmasecretin nicht ansteigt. Hier müssen zusätzliche Stimulationsprozesse im Spiele sein.

Mehrfach wurden Versuche unternommen, *durch Secretin*gabe den Duodenalinhalt alkalisch zu halten und damit Duodenalulcera zu behandeln. Henn et al. [39] und Brailski [10] berichten über derartige Erfahrungen. Tägliche mehrfache Injektionen von synthetischem Secretin machten die *MagenpH-Werte* deutlich *alkalischer*, jedoch sah man keinen Einfluß auf die Ulcusheilung, die Schmerzlinderung und den Allgemeinzustand der Patienten. Die Ulcustherapie mittels Secretin wird von den Autoren daher nicht empfohlen, zudem machen ihre Resultate die Säuretheorie der Ulcusgenese fraglich.

Cöliakie 1977 berichteten O'Connor et al. [57] über Secretin bei Cöliakie: Zwar war *bei der Cöliakie* die *Anzahl der Secretinbildenden S-Zellen in* den Krypten *erhöht*, und in den einzelnen Zellen waren vermehrt Secretingranula akkumuliert, intraduodenale Säurestimulation führte jedoch nur zu sehr schwacher Ausschüttung ins Blut. Ist bei der Cöliakie auch der Entero-hormon-Release in den Kryptenzellen beeinträchtigt? Zudem könnte die *verminderte Secretinausschüttung* eine exokrine Pankreasinsuffizienz mit Maldigestionsfolgen begünstigen. Auch Signer et al. [77] fanden 1979 verminderte Secretinabgabe bei Patienten mit florider Cöliakie und Schleimhautatrophien anderer Ursache.

Insulin Die *insulinotropen Eigenschaften von Secretin* werden durch die Arbeit von Lerner [50] bestätigt: Die Hyperglykämieinduzierte Insulinfreisetzung ließ sich durch Secretingabe noch verstärken. Bei nicht insulinpflichtigen Altersdiabetikern fanden Trimble et al. [88] erhöhte Secretin-Plasmawerte sowohl im Nüchternzustand wie nach oraler Glucosebelastung. Nach 6 Monaten Diät waren die Secretinwerte normalisiert. Die Autoren argumentieren, daß die Hypersecretinämie nur ein sekundäres Phänomen bei Altersdiabetes sei und daß deshalb die insulinotrope Wirkung des Secretins in Frage zu stellen sei.

Gastrin Gastrin nimmt unter den Enterohormonen insofern eine
Formen Sonderstellung ein, als es in *mehreren Formen* existiert. Meist liegt es als Decaheptapeptid (Gastrin 17) in der Magenantrummucosa und im Gastrinom des Zollinger-Ellison-Tumors vor. Im Blut findet man das sogenannte *„big gastrin"* (G34), ganzzahlige Vielfache dieser Molekülsequenz sind als *„big big gastrin"* beschrieben. Wie schon erwähnt, haben

Nachweis	Gastrin und Cholecystokinin die gleiche Sequenz der fünf Carboxyl-terminalen Aminosäuren. Dieses Rumpfpentapeptid hat in sulfatierter Form die biologischen Wirkungen beider Hormone. Rehfeld u. Larsson [67] konnten ein für die COOH-terminale Tetrapeptidaminosäurensequenz spezifisches Antiserum entwickeln. Immunhistologische Untersuchungen der Darmmucosa mit diesem Antikörper ergaben:
Lokalisation	1. Eine neue Fraktion konnte immunologisch identifiziert und aus dem Darm extrahiert werden.

2. Das gleiche Antigen fand sich in einem speziellen Zelltyp, von den Autoren als „TG"-Zellen genannt.
3. Dieses Tetrapeptid findet sich über den gesamten Gastrointestinaltrakt verteilt. Es wird immer in höheren Konzentrationen als eines der beiden Hormone Cholecystokinin oder Gastrin angetroffen.

Möglicherweise ist dieses Rumpftetrapeptid die eigentliche biologisch wirksame Aminosäurensequenz beider Enterohormone [47].

Sekretion   Die Gastrinabgabe unterliegt **bremsenden Einflüssen des Vagus**, wie aus den Untersuchungen von Feldman et al. [29] folgt: Wurde unter Vagusausschaltung durch Atropin beim Tier eine Scheinfütterung durchgeführt, so stieg die Gastrinproduktion, was die Autoren als vermehrte Empfindlichkeit der Gastrinzellen unter cholinergischer Blockade interpretieren.

Ca^{2+} und Mg^{2+}   Die **Gastrin-induzierte Magensäuresekretion** ist durch Calcium- und Magnesiumionen beeinflußbar [15]. **Calcium** wirkt **fördernd, Magnesium inhibierend.** Infusion beider Ionen gleicht Inhibition und Stimulation aus. Da die maximal erreichbare Säureabgabe immer gleich war, wird gefolgert, daß die Interaktion der Ionen auf der Ebene der säuresezernierenden Parietalzellen und nicht der Gastrin-produzierenden G-Zellen erfolgt.

Über Gastrinspiegel bei abnormaler Duodenalschleife [85] und bei adipösen Patienten mit jejuno-ilealer Shuntoperation [40] wurde neuerdings publiziert.

Außer den Secretinstudien bei Cöliakie stellt die Publikation von Moazam et al. [55] den bisher einzigen Beitrag auf pädiatrischem Gebiet zum Thema der gastrointestinalen Hormone dar. Ausgehend von der Theorie, daß Pentagastrin eine chronische Pylorushypertrophie auslöst, untersuchten *Pylorospasmus*   die Autoren die Gastrinspiegel bei Säuglingen mit Pylorospasmus. Sie konnten weder eine basale Hypergastrimänie noch einen postprandialen Anstieg feststellen. Die Beteiligung des Gastrins an der Pathogenese des Pylorospasmus ist damit unwahrscheinlich.

Cholecystokinin (CCK) Funktion

Cholecystokinin **stimuliert die Gallenblasenkontraktion, fördert am Pankreas** die acinäre **Sekretion von Enzymen und Protein.** Gemeinsam mit Secretin gegeben, potenziert CCK dessen secretagogische Wirkung. Das kleinere Octapeptid CCK8 ist 10fach wirksamer als das intakte Biomolekül CCK33. CCK ist stimulierbar durch orale Gabe von **Fett, H-Ionen** und **Aminosäuren.**

Stimulation

Über eine zuverlässige Methode zur Bestimmung von CCK, Secretin und Gastrin berichtet Schlegel [75]. Über den Zusammenhang zwischen Pankreozymin-Secretin einerseits und der Modulation des Enzymgehalts des Pankreassekrets andererseits schreibt Rothman [70] in einem zusammenfassenden Reviewartikel. Trophische Effekte des Cholecystokinins auf die celluläre Entwicklung des Pankreas und die Zottenhöhe des Dünndarms beobachteten Hughes et al. [44] und Solomon et al. [80]. Einzelheiten sind im Abschnitt „Secretin" ausgeführt.

Bombesin

Unter den Hormonkandidaten gewinnt Bombesin zunehmendes Interesse. Es handelt sich um ein Tetradecapeptid, welches primär **aus der Haut von Kröten (Bombina variegata** und **Bombina bombina)** isoliert wurde. Hirschowitz u. Gibson [41] stellten eine starke Magensaftsekretion auf Bombesingabe beim Hund fest, welche Atropin-inhibierbar war. Die gleichzeitige Gastrinbildung ist nicht vagal kontrolliert (nicht Atropin-hemmbar). Am Pankreas bewirkt Bombesin anhaltende Amylasesekretion [63].

Lokalisation

1976 beschrieben Polak et al. [65] Bombesin-reaktive Zellen in den basalen Teilen der duodenalen Brunner-Drüsen des Menschen. Dieser Zelltyp ähnelt nicht den enterochromaffinen Zellen. Biochemisch weist Bombesin deutliche Unterschiede zur Gastrin-Familie auf, biologisch ist es ihm aber ähnlich. Von den Autoren wird eine **steuernde Wirkung** des Peptids **auf die Magensaftbildung** und Säuresekretion beschrieben. Daneben wirkt es wie Cholecystokinin auf die **Gallenblase kontrahierend,** es **stimuliert** die Sekretion digestiver **Pankreasenzyme,** es wirkt **blutdruckerhöhend** und **antidiuretisch.** Im Hypothalamus des Säugers konnte Bombesin chemisch und immunologisch identifiziert werden [91], so daß auch diese Substanz sowohl Neurotransmitter wie gastrointestinales Hormon sein dürfte.

Funktion

Somatostatin Dieses Polypeptid mit 14 Aminosäuren wurde 1973 von Brazeau et al. [11] aus dem Hypothalamus isoliert und als **Inhibitor der Wachstumshormon- und TSH-Freisetzung** erkannt. Alle Aktionen des Somatostatins sind inhibitorischer Art. Neben dem Hypophysenhormonen **hemmt** es die **Insulin-** und **Glucagonfreisetzung**, es supprimiert Gastrin, Cholecystokinin, Secretin und Motilin. Einschränkend ist zu bemerken, daß diese Wirkungen unter pharmakologischen Dosen auslösbar sind. Welches ist aber die physiologische Bedeutung dieses Polypeptids?

Somatostatin als Neurotransmitter. Luft et al. [52] setzen sich mit dem Problem der Lokalisation der Substanz und ihrer Wirkung sowohl als Hormon wie als Neurotransmitter auseinander. Im Nervensystem finden sich Somatostatin-

Lokalisation positive Zellkörper, im **Hypothalamus,** im **Neocortex**, in der **limbischen Region**, in den **Nuclei paraventriculares** und **Nucleus supraopticus**, aber auch in den **Spinalganglien**, den **Hinterhörnern** des **Rückenmarks**, in peripheren Verzweigungen **sensorischer Neuronen** und den **Grenzstrangganglien.** Somatostatinvesikel finden sich sowohl intracellulär als auch in den Neuronen und dort besonders in den Synapsen. Die Zellen enthalten Dopamin-Hydroxylase, gehören also dem APUD-System an. Viele dieser Zellen enthalten auch Noradrenalin, sind also zudem adrenerg.

Die gleichzeitige Speicherung dieser zwei Transmittersubstanzen ist bemerkenswert, weil somit diese Zellen sowohl dem adrenergen wie dem APUD-System zugerechnet werden müssen.

Für die Neurotransmitterfunktion des Somatostatins gibt es drei Hinweise:

Funktion 1. seine Anhäufung in bestimmten Neuronen,
2. seine **depressorische Wirkung** auf die **Neuronenaktivität** verschiedener cerebraler Strukturen, insbesondere des Hirnstammes, des Hypothalamus und schließlich
3. sein Einfluß auf die statomotorischen Funktionen: Es **vermindert** die **spontane motorische Aktivität,** beeinflußt Strychnin-induzierte Synapsenstörungen, **potenziert die Wirkung von L-DOPA,** hemmt die motorische Aktivität bis zum Zustand der Katalepsie und beeinflußt die Rotationsmobilität hirngesunder Ratten.

Als weiterer ZNS-Einfluß ist die Kompetition an den Opiatreceptoren des Zentralnervensystems zu erwähnen.

Über den Wirkungsmechanismus des Somatostatins am ZNS

ist fast nichts bekannt. Es wird vermutet, daß es den Gehalt an cyclischem AMP beeinflußt und zudem die Aufnahme und Freisetzung von Calcium an den Synaptosomen steuert.

Somatostatin als enteropankreatisches Hormon. Für das weit über den Intestinaltrakt verteilte Somatostatin gibt es Hinweise, daß es örtlich als parakrines Hormon wirkt. *Durch Vagusstimulation des Magenantrums* wurden sowohl Somatostatin wie Gastrin in das Lumen *sezerniert*, wobei Gastrin vorwiegend bei alkalischem und Somatostatin mehr bei saurem pH des Antrumperfusats freigesetzt wurden. Das Auftreten von Somatostatin aus den D-Zellen oder von Gastrin aus den benachbarten G-Zellen in das Magenlumen wird als Ausdruck einer Diffusion dieser Substanzen in die nähere Umgebung gedeutet [5, 89].

Sekretion

Inhibitorische Wirkung

Unter Somatostatin sind *Serum-Gastrinspiegel* und *Magensäureproduktion* verringert. Dies könnte entweder als Inhibition Gastrin-produzierender Parietalzellen durch Somatostatin oder als direkte Depression der Säureproduktion gedeutet werden. Die Resultate von Barbezat et al. [4] an Hunden sprechen für die kompetitive Hemmung der Gastrinwirkung durch Somatostatin.

Auch in den D-Zellen der Pankreasinseln wurde Somatostatin nachgewiesen. Inwieweit Somatostatin und pankreatisches Polypeptid einerseits und inkretorische Produkte benachbarter Inselzellen andererseits sich gegenseitig beeinflussen, wurde von Weir et al. [93] untersucht. Am isolierten Hundepankreas stimulierte Glucagoninfusion die Abgabe von Somatostatin (D-Zelle) und Insulin (B-Zelle).

Insulin inhibierte die Sekretion von Glucagon (A-Zelle) und Somatostatin. Schließlich inhibierte Glucagon das Insulin und das pankreatische Polypeptid (PP-Zelle). Efendic et al. [26] untersuchten die Rolle des Somatostatins auf die Glucose-induzierte Insulinfreisetzung beim Menschen. Sie fanden, daß Somatostatin schon in kleinsten Dosen (7 ng/kg/min) ein potenter *Inhibitor der* initialen *Glucoseinduzierten Insulinfreisetzung* ist. Auf die zeitabhängige biphasische Modulation der Insulinfreisetzung hingegen nahm es keinen Einfluß. Ob Somatostatin auch gleichzeitig die *intestinale Zuckerresorption* beeinflußt, wurde von Pott et al. [66] geprüft. Sie verabreichten Galaktose und Xylose oral. Unter Somatostatin-Infusion wurde deutlich weniger Galaktose resorbiert, während intravenös erzeugte Galaktosespiegel durch Somatostatin nicht zu beeinflussen waren. Diese Resultate sprechen

für einen *inhibitorischen* (direkten oder indirekten) *Einfluß* von Somatostatin *auf die Mucosa*. Die Autoren schränken jedoch ein, daß angesichts der gewählten hohen Dosen eine pharmakologische Wirkung wahrscheinlicher sei als eine physiologische.
Somatostatinanaloga wurden von Dobbs et al. [20], Voyles et al. [92] geprüft. Sie fanden übereinstimmend eine selektive Hemmung der Sekretion sowohl von Glucagon wie von Insulin.

2.2.4 Gastrointestinale Hormone und Krankheit

Abschließend soll die Bedeutung der gastrointestinalen Hormone für klinische Krankheitsbilder diskutiert werden. Aus-
Ausfälle fälle der GI-Hormonproduktion mit klinischen Konsequenzen sind bisher *nicht bekannt*, selbst bei extensiven Darmresektionen oder funktionellen Mucosaschädigungen waren die Darmhormonprofile nicht wesentlich deprimiert.
Überproduktion Überproduktion findet sich bei speziellen *Tumoren*, insbesondere dem *Gastrinom* (Zollinger-Ellison-Syndrom, chronische Diarrhoe mit Hyperacidität), dem *Vipom* (Verner-Morrison-Syndrom oder WDHA-Syndrom: wäßrige Diarrhoe, Hypokaliämie, Achlorhydrie). VIP-Erhöhung im Serum ist beim Erwachsenen fast immer verdächtig auf einen *intrapankreatischen Tumor*, beim Kind muß an ein *Neuroblastom* gedacht werden. Das *Glucagonom* (Blutzuckerstörungen) und das Secretinom (metabolische Acidose, vasomotorische Störungen) sind seltene Tumore mit Anstieg der entsprechenden GI-Hormone im Serum.
Cholecystokinin soll im Serum von Patienten mit *exokriner Pankreasinsuffizienz erhöht sein.*
Secretin hemmt zwar die Magensekretion und fördert die Bicarbonatproduktion, der Versuch, es zur Ulcustherapie einzusetzen, ist jedoch fehlgeschlagen [21, 61]. Beide Hormone haben noch eine gewisse Bedeutung als Cholecystokinin-Secretin-Test zur Prüfung der exokrinen Pankreasfunktion. Thulin et al. [86, 87] beschreiben selektive *Wirkungen* intravenös gegebener GI-Hormone *auf die Durchblutung* verschiedener Gefäßprovinzen: Glucagon, Secretin, VIP, Gastrin und Cholecystokinin haben durchweg positive Wirkungen an verschiedenen Orten, während Somatostatin selektiv inhibierend auf die intestinale Durchblutung wirkt.

Harvey [37] erwägt die Möglichkeit, daß das *Syndrom des Colon irritabile* durch Störungen der GI-Hormone mitbedingt sein könnte. Ricour [68] beschreibt einen pädiatrischen Fall von schwerer Diarrhoe bei Ganglioneuroblastom. Im Blut fand er hohe VIP-Spiegel. Bei Patienten mit florider Cöliakie wurden von Besterman et al. [6] GI-Hormonprofile erstellt. Entsprechend dem Befall des oberen Darmabschnittes fanden sich Secretin und GIP vermindert im Blut, das Enteroglucagon der unteren Darmabschnitte hingegen war stimuliert.

Literatur

1 Adrian TE, Besterman S, Mallison CN, Greenberg GR, Bloom SR (1979) Inhibition of secretin stimulated pancreactic secretion by pancreatic polypeptide. Gut 20: 37–40
2 Andersen DK, Eliah D, Brown JC, Tobin JD, Andres R (1978) Orale glucose augmentation of insulin. Interaction of GIP with ambient glucose and insulin levels. J Clin Invest 62: 152–161
3 Arnold R (1977) Radioimmunoassay in der gastrointestinalen Endokrinologie. Z Gastroenterol [Verh] 13: 136–142
4 Barbezat GO, Kaplan ER, Bowey FSB, Berelowitz M, Hoorn-Hickman R van (1979) Kinetics of somatostatin inhibition of pentagastrin stimulated gastric acid stimulation. Eur J Pharmacol 53: 255–260
5 Barros d'Sa AAJ, Bloom SR, Baron JH (1978) Inhibition by somatostatin (growth hormone release inhibiting hormone, GH-RIH) of gastric acid and pepsin and G-cell release of gastrin. Gut 19: 315–320
6 Besterman HS, Sarson DL, Johnston DI, Stewart JS, Guerin S, Bloom SR, Blackburn AM, Patel HR, Modigliani R, Mallison CN (1978) Gut hormone profile in coelic disease. Lancet 15: 785–788
7 Bloom SR (1978) Gut hormones. Churchill Livingstone, Edinburgh London New York
8 Bloom SR (1978) Vasoactive intestinal polypeptide, the major mediator of the WDHA (panreatic cholera) syndrome: Value of the measurement in diagnosis and treatment. Am J Dig Dis 23: 373–377
9 Bloom SR, Liversen LL, Quick M (1978) Effect of vasoactive intestinal peptide and other neuropeptidases on c-AMP accumulation in brain slices. Br J Pharmacol 62: 435
10 Brailski VC (1976) Changes of the exocrine pancreatic function and results of secretin therapy in duodenal ulcer. Dtsch Z Verdau Stoffwechselkr 36: 245–247
11 Brazeau P, Vale W, Burgus R, Ling N, Butcher M, Rivier J, Guillemin R (1973) Hypothalamic polypeptide that inhibits the secretion of immunoactive pituitary growth hormone. Science 179: 77–79
12 Brown JC, Otte SC (1978) GI-hormones and the control of insulin secretion. Diabetes 27: 782–787
13 Bryant L (1977) Gut hormone measurement in human biopsies. J Endocrinol 75/3: 37
14 Buchanan P (1978) Electron-immunocytochemical evidence for the K-cell localisation of GIP in human. Histochemistry 56: 37

15 Christiansen J, Rehfeld JF, Kierkegaard P (1979) Interaction of calcium, magnesium and gastrin on gastric acid secretion. Gastroenterology 76: 57–61
16 Cooperman AM, Desantis D, Winkelmann E, Farmer R, Eversman J, Said S (1978) Watery diarrhoea syndrome: Two unusual cases and further evidence that VIP is a humoral mediator. Ann Surg 187: 325–328
17 Creutzfeldt W (1977) Gastrointestinale Endokrinologie. Verh Dtsch Ges Pathol 61: 66–78
18 Creutzfeldt W, Ebert R, Wilms B, Frerichs H, and Brown JC (1978) Gastric inhibitory polypeptide and insulin in obesity: Increased response to stimulation and defective feedback control of serum levels. Diabetologia 14: 15–24
19 Dimaline R, Dockray GJ (1978) Distribution of molecular forms of vasoactive intestinal peptide in hog gastro-intestinal tract. J Physiol (Lond) 285: 39
20 Dobbs R, Brown M, Vale W, Unger R, Schusdziara V, Rivier J (1978) Somatostatin analogues as glucagon suppressants in diabetes. Horm Metab Res 10: 563–567
21 Domschke U (1978) Bedeutung der gastrointestinalen Hormone für die gastroenterologische Praxis. Fortschr Med 96: 739–742
22 Ebeid AM, Murray PD, Fischer JE (1978) Vasoactive intestinal peptide and the watery diarrhoea syndrome. Ann Surg 187/4: 411–416
23 Ebeid AM, Attia RR, Sundaram P, Fischer JE (1979) Release of vasoactive intestinal peptide in the central nervous system in man. Am J Surg 137: 123–127
24 Ebert R, Finke H (1978) Gastric inhibitory peptide (GIP). Z Gastroenterol 16: 311–316
25 Ebert R, Illmer K, Creutzfeldt W (1979) Release of gastric inhibitory polypeptide (GIP) by intraduodenal acidification in rats and humans and abolishment of the incretin effect of acid by GIP antiserum. Gastroenterology 76: 515–523
26 Efendic S, Lins PE, Cerasi E (1979) Potentiation and inhibition of insulin release in man following priming with glucose and with arginine - Effect of somatostatin. Acta endocrinol (Copenh) 90: 259–271
27 Emson PC, Fahrenkrug J, Schaffalitzy de Muckadell OB, Jessel TM, Iversen LL (1978) Vasoactive intestinal polypeptide (VIP): The vesicular localisation and potassium evoked release from rat hypothalamus. Brain Res 143: 174–178
28 Fahrenkrug J, Haglund U, Jodal M, Lundgren O, Olbe L, Schaffalitzky de Muckadell OB (1978) Nervous release of vasoactive intestinal polypeptide in the gastrointestinal tract of cats. Possible physiological implications. J Physiol 284: 291–306
29 Feldman M, Richardson CT, Taylor IL, and Walsh JH (1979) Effect of atropine on vagal release of gastrin and pancreatic polypeptide. J Clin Invest 63: 294–298
30 Feyrter F (1938) Über diffuse endokrine epitheliale Organe. Barth, Leipzig
31 Feyrter F (1953) Über die peripheren endokrinen (parakrinen) Drüsen des Menschen. Maudrich, Wien Düsseldorf, S 27
32 Feyrter F (1966) Über die Pathologie peripherer vegetativer Regulation am Beispiel des Karzinoids und des Karzinoidsyndroms. In: Handbuch der allgemeinen Pathologie, Bd 8, Buchner F, Letterer E, Roulet F (Hrsg) Springer, Berlin Heidelberg New York, S 345

33 Gardner JD (1978) Plasma VIP in patients with watery diarrhoea syndrome. Amer J Dig Dis 23: 370–*373*
34 Gottfried H, Mamikuniam G, Falkmer S, Emdin SO, Landau E, Dadourian B (1977) Structural analysis of the molecular evolution of some gastroentero-pancreatic hormones. Acta Paediatr Scand [Suppl] 270: 26–36
35 Hamperl H (1952) Über argyrophile Zellen. Virchows Arch Pathol Anat 321: 482–507
36 Hanssen LE, Hanssen KF, and Myren J (1977) Inhibition of secretin release and panreactic bicarbonate secretion by somatostatin infusion. Scand J Gastroenterol 12: 391–394
37 Harvey RF (1977) The irritable bowel syndrome III. Hormonal influences. Clin Gastroenterol 6/3: 631–637
38 Heitz PU, Kasper M, Noorden S van, Polak JM, Gregory H, Pearse AGE (1978) Immunohistochemical localisation of urogastrone to human duodenal and submandibular glands. Gut 19: 408–413
39 Henn RM, Selcon S, Sturdevant RAL, Isenberg JI, Grossman MI (1976) Experience with synthetic secretin in the treatment of duodenal ulcer. Am J Dig Dis 21: 921–925
40 Hesselfeldt W (1979) Malstimulated gastric acid and gastrin secretion before and after jejuno ileal shunt operation in obese patients. Scand J Gastroenterol 14: 13
41 Hirschowitz BI, Gibson RG (1978) Stimulation of gastric release and gastric secretion: Effect of bombesin and a nonapeptide in fistula dogs with and without fundic vagotomy. Digestion 18: 227–239
42 Hökfelt T, Elfvin LG, Elde R, Schultzberg M, Goldstein M, Luft R (1977) Occurrence of somatostatin immunoreactivity in some peripheral sympathetic noradrenergic neurons. Proc Natl Acad Sci USA 74: 3587–3591
43 Hughes CA, Sabin E, Dowling RH (1977) Speed of change in intestinal and pancreatic structure and function during exclusive parenteral nutrition. Eur J Clin Invest 7: 230–231
44 Hughes CA, Bates T, Dowling RH (1978) Cholecystikinin and secretin prevent the intestinal mucosal hypoplasia of total parenteral nutrition in the dog. Gastroenterology 75: 34–41
45 Jaffe BM, Behrmann HR (1978) Methods of radioimmunoassay, 2nd edn. Academic Press, New York
46 Klapdor U (1977) Physiologie und klinische Bedeutung der gastrointestinalen Hormone. Med Welt 28: 1947–1953
47 Larsson L (1979) A peptide resembling COOH terminal tetrapeptide amide of gastrin from a new gastrointestinal cell type. Nature 277: 575
48 Larsson LI, Fahrenkrug J, Holst JJ, Schaffalitzky de Muckadell OB (1978) Innervation of the pancreas by vasoactive intestinal polypeptide (VIP)-immunoreactive nerves. Life Sci 22/9: 737–780
49 Lauritsen KB, Moody AJ (1978) The response of GIP and insulin to glucose in duodenal ulcer patients. Diabetologia 14: 149–153
50 Lerner RL (1977) The augmentation effects of secretin in the insulin response to known stimuli: Specificity of glucose. J Endocrinol Metab 45: 1–9
51 Llanos OL, Konturek SJ, Rayford PL, Thompson JC (1977) Pancreatic bicarbonate, serum gastrin, and secretin responses to meals varying in pH. Am J Physiol 233: 41–46

52. Luft R, Efendic S, Hökfelt T (1978) Somatostatin - both hormone and neurotransmitter. Diabetologia 14: 1–13
53. May JM, Williams RH (1978) The effect of endogeneous gastric inhibitory polypeptide on glucose induced insulin secretion in mild diabetes. Diabetes 27: 849–855
54. McGuigan JE (1978) Gastrointestinal hormones. Ann Rev Med 29: 307–318
55. Moazam F, Rodgers BM, Talbert JL, McGuigan JE (1978) Fastin and postprandial serum gastrin levels in infants with congenital hypertrophic pyloric stenosis. Ann Surg 188: 623–625
56. Morgan LM (1979) Immunoassayable gastric inhibitory polypeptide: investigation into its role in carbohydrate metabolism. Ann Clin Biochem 16: 6–12
57. O'Connor FA, Loughlin JCM, Buchanan KD (1977/I) Impaired immunoreactive secretin release in coeliac disease. Br Med J 1: 811
58. Pearse AAE (1972) The diffuse neuroendocrine system and the APUD concept: relating peptides in brain, intestine, pituitary, placenta, and anuran cutaneous glands. Med Biol 55: 115–125
59. Pearse AGE, Polak JM (1975) Bifunctional reagents as vapor and liquid phase fixatives for immunohistochemistry. Histochem J 7: 179–186
60. Pearse AGE, Polak JM, Adams C (1974) Diethylpyrocarbonate as vapor phase fixative for immunofluorescence studies on polypeptide hormones. Histochem J 6: 347–352
61. Pearse AGE, Polak JM, Bloom SR (1977) The newer gut hormones. Cellular sources, physiology, pathology, and clinical aspects. Gastroenterology 72: 746–761
62. Pelletier MJ, Chayvialle JAP, Minaire Y (1978) Uneven and transient secretin release after a liquid test meal. Gastroenterology 75: 1124–1132
63. Petersen OH (1978) Calcium dependence of bombesin evoked pancreatic amylase secretion. J Physiol (Lon) 285: 30
64. Pictet RL, Ball LB, Phelps P, Rutter WJ (1976) The neural crest and the origin of the insulin producing and other gastrointestinal hormone-producing cells. Science 191: 191–192
65. Polak JM, Bloom SR, Hobbs S, Solcia E, Pearse AGE (1976) Distribution of a bombesin like peptide in human gastrointestinal tract. Lancet 1, 1109–1110
66. Pott G, Wagner H, Zierden E, Hilke KH, Jansen H, Hengst K, Gerlach U (1979) Influence of somotostatin on carbohydrate absorption in human small intestine. Klin Wochenschr 57: 131–134
67. Rehfeld JE, Larsson LI (1979) The predominating molecular form of gastrin and cholecystokinin in the gut is a small petide corresponding to their COOH terminal tetrapeptide amide. Acta Physiol Scand 105: 117
68. Ricour C (1977) Choleriform diarrhoea in a case of ganglioneuroblastoma. Demonstration of a high blood level of vasoactive intestinal polypeptide. Arch Fr Pediatr 34: 552–554
69. Ross SA, Dupre J (1978) Effect of ingestion of triglycerides or galactose on secretion of GIP and on response to i. v. glucose in normal and diabetic subjects. Diabetes 27/3: 327–333
70. Rothman SS (1977) The digestive enzymes of the pancreas: a mixture of inconstant proportions. Am Rev Physiol 39: 373–389
71. Said SI, Porter JC (1979) Vasoactive intestinal polypeptide: release into hypophyseal portal blood. Life Sci 24: 227–230

72 Schaffalitzky de Muckadell OB, Fahrenkrug J, Holst JJ, Lauritsen KB (1977) Release of vasoactive intestinal polypeptide by intraduodenal stimuli. Scand J Gastroenterol 12: 793–799

73 Schaffalitzky de Muckadell OB, Fahrenkrug J, Rune SJ (1978) Physiological significance of secretin in the bicarbonate secretion I: responsiveness of the secretin releasing system in the upper duodenum. Scand J Gastroenterol 14: 79–84

74 Schaffalitzky de Muckadell OB, Fahrenkrug J, Matzen P, Rune SJ, Worning H (1978) Physiological significance of secretin in the bicarbonate secretion II: pancreatic bicarbonate response to a physiological increase in plasma secretin concentration. Scand J Gastroerol 14: 85–90

75 Schlegel W (1976) A reliable method for generating antibodies against pancreozymin, secretin, and gastrin. Clin Chim Acta 73: 439–444

76 Schusdziara V, Rivier J, Dobbs R, Brown M, Vale W, Unger R (1978) Somatostatin analogues as glucagon suppressants in diabetes. Horm Metab Res 10: 562–563

77 Signer E, Girard J, Bierbaumer A (1979) Impaired secretin release in coeliac disease (abstr). Eur J Pediat 130: 222

78 Smith W (1978) Immunocytochemical localication of a gastric inhibitory peptide like material within A cells of the endocrine pancreas. Am J Anat 149: 585–590

79 Solcia E, Pearse AGE, Grube D (1973) Revised Wiesbaden classification of gut endocrine cells. C R Gastroenterol 5, 13-16

80 Solomon TE, Petersen H, Elashoff J, Grossman MI (1978) Interaction of coerulein and secretin on pancreatic size and composition in rat. Amer J Physiol 235: 714–719

81 Straus E (1978) The explosion of gastrointestinal hormones. Their clinical signifiance. Med Clin North Am 62: 21–37

82 Taylor AR, Chulataja D, Jones DH, Whitman JG (1977) Adrenal tumor secreting vasoactive intestinal peptide and NOR-Adrenalin. Anaethesia 32/10: 1012–1019

83 Thomas FB, Shook DF, O'Dorisio TM, Chataland S, Mekhjian HS, Caldwell JH, Mazzaferri EL (1977) Localisation of gastric inhibitory polypeptide release by intestinal glucose perfusion in man. Gastroenterology 72: 49–54

84 Thomas LM (1978) Selective release of gastric inhibitory polypeptide by intraduodenal amino acid perfusion in man. Gastroenterology 74: 1261–1264

85 Thommesen E (1978) The influence of an abnormal duodenal loop on basal and food stimulated serum gastrin concentrations. Scand J Gastroenterol 13: 979

86 Thulin L, Muhrbeck O (1978) The clinical importance of gastrointestinal hormones. Acta Chir Scand [Suppl] 482: 75–77

87 Thulin L, Samnegard H (1978) Circulatory effects of GI-hormones and related peptides. Acta Chir Scand [Suppl] 482: 73–74

88 Trimble ER, Buchanan KD, Hadden DR, Montgeomery DAD (1977) Secretin: High plasma levels in diabetes mellitus. Acta Endocrinol (Copenh) 85: 799–805

89 Uväs-Wallenstein K, Efendic S, Luft R (1977) Vagal release of somatostatin into the antral lumen of cats. Acta Physiol Scand 99: 126–128

90 Vijayan E, Samson WK, Said SI, Cann SMC (1979) Vasoactive intestinal peptide: Evidence for a hypothalamic site of action to release growth

hormone, luteinizing hormone and prolactin in conscious ovariectomized rats. Endocrinology 104: 53–57
91 Villareal JA, Brown MR (1978) Bombesin like peptide in hypothalamus: Chemical and immunological characterization. Life Sci 23: 2729–2734
92 Voyles NR, Bhathena SJ, Recant L, Meyers CA, Loy DH (1979) Selective inhibition of glucagon and insulin secretion by somatostatin analogues. Proc Soc Exp Biol Med 160: 76–79
93 Weir GC, Samos E, Loo S, Patel YC, Gabbay KH (1979) Somatostatin and pancreatic polypeptide secretion-effects of glucagon, insulin, and arginine. Diabetes 28: 35–40

2.3 α_1-Antitrypsinmangel (P. Koepp)

2.3.1 Nomenklatur und Charakteristiken des α_1-Antitrypsins

90% des α_1-Globulins

Der Name bezieht sich auf seine Eigenschaft, mit der α_1-Fraktion des Serumeiweißes zu wandern. Es macht etwa 90% der α_1-Globulinfraktion aus [2]; dies entspricht etwa 90% der gesamten trypsininhibitorischen Kapazität des Serums. Außerdem findet man α_1-Antitrypsin in Tränenflüssigkeit, Lymphe, Speichel, Colostrum, Muttermilch, Duodenalsaft,

Im Körper weit verbreitet

Galle, Synovialflüssigkeit, Cervixschleim, Samenflüssigkeit, Amnionflüssigkeit, Liquor sowie auf Blutplättchen, in Megakaryocyten und auf Alveolarmakrophagen.

α_1-Antitrypsin ist ein **Glykoprotein** mit dem Molekulargewicht 50 000, das aus einer Polypeptidkette mit vier verschiedenen Kohlenhydratseitenketten besteht (N-Acetylglucosamin, Mannose, Galaktose, N-Acetylneuraminsäure).

Inhibiert viele Proteasen

Die proteaseninhibierende Funktion des α_1-Antitrypsins bezieht sich außer auf Trypsin auch auf Chymotrypsin, Pankreaselastase, Hautkollagenase, Renin, Urokinase, Hageman-Faktor sowie Granulocytenproteasen (Elastase, Kollagenase und eine unspezifische Protease zur Verdauung von Basilarmembran).

Vermehrt bei

Die **Serumhalbwertzeit beträgt 3–6 Tage;** der transplacentare Transport scheint minimal zu sein. Die Serumkonzentration (normal etwa 220 mg/dl) kann auf das 2–3fache ansteigen bei **Infektionen, Neoplasien** und **Schwangerschaft** sowie durch **Oestrogentherapie;** der Serumspiegel wird nicht beeinflußt durch Phenobarbital – bemerkenswert für ein in der Leber produziertes Protein.

2.3.2 Nachweismethoden

Spektrophoto-metrisch — Die trypsininhibitorische Aktivität des Serums kann spektrophotometrisch mittels synthetischer Substrate wie N-Benzoyl-DL-arginin-p-nitroanilid [4] direkt nachgewiesen werden. Da nach aller bisherigen Erfahrung Funktion und Konzentration sehr gut übereinstimmen, wird im allgemeinen die α_1-

Quantitativ — Antitrypsinkonzentration quantitativ mit der radialen Immunodiffusion nach Mancini bestimmt (Partigen-Platten, Behringwerke). Schon die routinemäßige Serumeiweißelektrophorese (mit pathologisch niedrigen Konzentrationen von α_1-Globulin) kann einen Hinweis geben.

Histologisch — Besondere Methoden gibt es für den Nachweis im histologischen Präparat: Immunofluorescenzmikroskopie nach Behandlung von unfixierten Kryostatschnitten mit spezifischem Kaninchen-Anti-α_1-Antitrypsin-Serum (Behringwerke) oder Immunperoxidasetechnik an Paraffinschnitten (Lit. in [17]).

Serum-konzentration — Die **normale Serumkonzentration** von α_{-1}-Antitrypsin beträgt etwa **200–400 mg/dl;** bei niedrigeren Konzentrationen wird man eine qualitative Analyse anschließen. Bei Untersuchung der Wanderungsgeschwindigkeit bei der Elektrophorese des

Varianten — α_{-1}-Antitrypsins hat man **zahlreiche** molekulare **Varianten** kennengelernt. Den einzelnen Phänotypen des Proteaseinhibitors (Pi) entsprechen codominante Allele an einem autosomalen Genort; sie werden mit Großbuchstaben des Alphabets

PiM — gekennzeichnet. Dabei entspricht **PiM** dem **normalen** α_1-
PiZ — **Antitrypsin,** PiZ der relativ häufigsten molekularen Variante beim α_1-Antitrypsinmangel (ATM) mit α_1-Antitrypsinkonzentrationen von 25 ± 6 mg/dl. Die Phänotypisierung wird aufwendig mittels zweidimensionaler Stärkegel-Agarose-Immunelektrophorese [5] oder Polyacrylamidgel-Elektrophorese mit isoelektrischer Focussierung [3] durchgeführt. Die Unterschiede zwischen den molekularen Varianten bestehen wohl primär in einer veränderten Aminosäurensequenz der Polypeptidkette, wodurch sekundär die Bindungsfähigkeit für Kohlenhydrate und Sialinsäure gestört ist (die PiZ-Variante enthält im Unterschied zur normalen PiM-Struktur keine Sialinsäure).

2.3.3 Klinische Krankheitsbilder, die mit ATM assoziiert sind

Obstruktive Lungenerkrankung — **Chronisch obstruktive Lungenerkrankung des Erwachsenen. Klinik:** Eine progressive Dyspnoe, ohne auffälligen Husten

Bronchiektasen, oder auffällige Sputumproduktion, setzt am Ende des 3.
Emphysem Lebensjahrzehnts ein. Wiederholte Infektionen mit Ausbildung von Bronchiektasen tragen zur Progression bei [6, 7].
Pathomorphologie: Typischerweise findet man ein panlobuläres Emphysem; das elastische Gewebe ist zerstört.

Pathogenese: Bei Überlegungen zur Pathogenese der obstruktiven Lungenerkrankung muß [1] berücksichtigt werden, daß
Erkrankungs- das Erkrankungsrisiko auch bei schwerem ATM (α_1-
risiko Antitrypsinkonzentration unter 40 mg/dl, gewöhnlich PiZ-Variante) *höchstens 50%–60%* beträgt. *Zusätzliche Realisationsfaktoren* müssen also vermutet werden, wie Rauch, Luftverschmutzung und Infektion. Im Mittelpunkt der Entwicklung zum Lungenemphysem stehen wahrscheinlich *Proteasen aus* alternden *Granulocyten,* die *das elastische Gewebe der Lunge zerstören* können, wenn sie nicht durch α_1-Antitrypsin neutralisiert werden.

Chronisch obstruktive Lungenerkrankung im Kindesalter. Nur sehr *selten* wird über die Assoziation von *α-1-Antitrypsinmangel mit obstruktiver Lungenerkrankung im Kindesalter berichtet* [8, 10, 9]. Ein ATM sollte jedoch in Erwägung gezogen werden bei anders nicht erklärbaren chronischen obstruktiven Lungenerkrankungen sowie auch als zusätzlicher Faktor bei Asthma. Mucoviscidose, Bronchiektasen etc.

Leber bei *Lebererkrankungen bei Erwachsenen.* ATM ist *im Erwachse-*
Erwachsenen *nenalter* nur *selten* mit Lebererkrankungen assoziiert. In einer Untersuchung [1, 10, 11] von 200 Patienten mit ATM (PiZ-Variante) fanden Eriksson et al 1965 nur neun Patienten mit Lebercirrhose, davon sechs zusätzlich mit Lebercarcinom. Andere Autoren [12] fanden kein erhöhtes Risiko für chronische Lebererkrankungen bei Erwachsenen mit ATM. Histologisch findet man die gleichen diastaseresistenten, PAS-positiven Globuli wie bei Lebererkrankungen mit ATM im Kindesalter, es scheint jedoch keine Beziehung zwischen dem histologischen Bild – hinsichtlich der Globuli – und der Schwere der Lebererkrankung zu bestehen.

Leber *Lebererkrankungen im Kindesalter. Klinik:* Das Krankheits-
bei Kindern bild [12, 14, 15, 16] setzt *in den ersten 3 Lebensmonaten,*
cholestatischer vorzugsweise schon in der Neugeborenenzeit, mit einem
Ikterus *hepatitisartigen Bild* ein: (cholestatischer) Ikterus; erhöhte Transaminasen, alkalische Phosphatase, γ-GT; nachweisbares Lp-X; dunkler Urin, helle Stühle, Hepatosplenomegalie. Serologische Untersuchungen auf congenitale Infektionen

geben in der Regel negative Resultate. Der weitere Verlauf ist außerordentlich verschieden und beim einzelnen Patienten nicht vorhersagbar: Die hepatitisartige Symptomatik klingt meist bis auf weiterhin leicht erhöhte Transaminasen im Laufe der folgenden Monate ab, jedoch entwickelt sich *bei 10%–30% der Kinder* im Laufe der Jahre eine *Lebercirrhose*, z. T. mit portalem Hochdruck. Auch Todesfälle infolge von Leberversagen im Kleinkindesalter sind bekannt geworden [21.1].

Lebercirrhose

Pathomorphologie: Charakteristisch sind PAS-positive, diastaseresistente Globuli, die sich als Konglomerate des – pathologischen – α-1-Antitrypsins erweisen. Sie finden sich in Zisternen des endoplasmatischen Reticulums. Die übrigen Zeichen der Leberaffektion sind unspezifisch: von nur leichtem Parenchymschaden über periportale Fibrose bis hin zum histologischen Bild einer biliären Cirrhose. Schon früh wird häufig eine *Gallengangshypoplasie* [13, 19] gefunden.

Gallengangshypoplasie

Pathogenese: Auch hier muß, ähnlich der Situation beim Emphysem des Erwachsenen mit ATM, berücksichtigt werden, daß die Entwicklung einer Cirrhose [18, 22, 23] nicht unausweichlich eintritt. Die Globuli in den Hepatocyten gehen auf einen Sekretionsdefekt zurück, sind aber wohl allein nicht pathogen – man findet sie auch ohne begleitende klinische oder histologische Zeichen einer Hepatopathie. *Zusätzliche Faktoren* müssen vermutet werden, sind aber noch nicht bekannt (hereditäre? infektiöse? toxische?). Man wird annehmen können, daß durch die fehlende proteaseninhibierende Wirkung des alpha-1-Antitrypsins die Vulnerabilität der Leberzelle erhöht ist.

2.3.4 Therapie

Therapie symptomatisch

Die Therapie der Leber- und Lungenaffektion bei ATM ist bislang nur symptomatisch – nicht verwunderlich, da die ätiopathogenetische Rolle des α_1-Antitrypsins nicht klar ist. Eine *Lebertransplantation* ist mit einem *sehr großen Risiko* belastet; ob frühzeitig zugeführtes α-1-Antitrypsin von protektivem Wert sein könnte, ist noch nicht untersucht worden – zudem liegt es wohl noch nicht in brauchbarer Form (stabil und wenig antigen wirkend) vor. Lediglich bei der obstruktiven Lungenerkrankung des Erwachsenen kann eine weitere Progression vielleicht durch prophylaktische Maßnahmen hintangehalten werden: Vermeidung zusätzlicher Noxen wie Rauchen, Inhalation verschmutzter Luft, z. B. auch am Arbeitsplatz, rechtzeitige antibakterielle Therapie von Atemweginfektionen.

2.3.5 Häufigkeit, Prognose und genetische Beratung

Angeborener ATM ist relativ *selten* (Häufigkeit des PiZ-Allels *1 : 1500–1 : 4000),* das Risiko jedoch, bei ATM an einer progressiv obstruktiven Lungenerkrankung zu leiden, mit 50%–60% relativ hoch [20]. Geringer ist das Risiko für eine chronische Hepatopathie (10%–30%). Der codominante Erbgang läßt das Risiko für den Mangelzustand selbst – ähnlich dem recessiven Erbgang – bei Kindern heterozygoter oder homozygoter Eltern auf 25% schätzen.

Literatur

Übersichten
1 Morse JO (1978) Alpha-1-antitrypsin deficiency. J Med 299: 1045–1048, 1099–1105
2 Talamo RC (1975) Basic and clinical aspects of the alpha-1-antitrypsin. Pediatrics 56: 91–99

Nachweismethoden
3 Allen RC, Harley RA, Talamo RC (1974) A new method for determination of alpha-1-antitrypsin phenotypes using isoelectric focussing on polyacrylamid gel slabs. Am J Clin Pathol 62: 732
4 Erlanger BF, Kokowsky N, Cohen W (1961) The preparation and properties of two new chromogenic substrates of trypsin. Arch Biochem 95: 271
5 Fagerhol MK (1972) Acid starch gel electrophoresis for detection of alpha-1-antitrypsin variants (Pi types): outline of techniques employed currently. In: Mittman C (ed) Pulmonary emphysema and proteolysis. Academic Press, New York, p 145

Lungenerkrankung/Erwachsener
6 Eriksson S (1965) Studies in alpha-1-antitrypsin deficiency. Acta Med Scand 177: 432
7 Laurell CB, Eriksson S (1963) The elektrophoretic alpha-1-globulin pattern of serum in alpha-1-antitrypsin deficiency. Scand J Clin Lab Invest 15: 132

Lungenerkrankung/Kind
8 Glasgow, JFT, Lynch MJ, Hercz A, Levisson A, Sass Kortsak A (1973) Alpha-1-antitrypsin deficiency in association with both cirrhosis and chronic obstructive lung disease in two sibs. Am J Med 54: 181
9 Sharp, HL (1971) Alpha-1-antitrypsin deficiency. Hosp Pract 6: 83

10 Talamo RC, Levison H, Lynch MJ, Hercz A, Hyslop NE, Bain HW (1971) Symptomatic pulmonary emphysema in childhood associated with hereditary alpha-1-antitrypsin and elastase inhibitor deficiency. J Pediat 79: 20

Lebererkrankung/Erwachsener

11 Berg NO, Eriksson S (1972) Liver disease in adults with alpha-1-antitrypsin deficiency. N Engl J Med 287: 1264–1267
12 Kueppers F, Dickson ER, Summerskill WHJ (1976) Alpha 1 antitrypsin phenotypes in chronic active liver disease and primary biliary cirrhosis. Mayo Clin Proc 51: 286–288
13 Sharp, HL (1976) The current status of alpha-1-antitrypsin, a protease inhibitor, in gastrointestinal disease. Gastroenterology 70: 611–621

Lebererkrankung/Kind

14 Burke JA, Kiesel JL, Blair JD (1976) Alpha-1-antitrypsin deficiency and liver disease in children. Am J Dis Child 130: 621–629
15 Christen H, Bav J, Halsband H (1975) Hereditary alpha-1-antitrypsin deficiency associated with congenital extrahepatic bile duct hypoplasia. Klin Wochenschr 53: 90–91
16 Exss R, Rotthauwe HW, Schattenberg PJ, Totovic V, Müller R, Sennekamp J, Benkmann HG, Goedde HW (1975) Alpha-1-Antitrypsin-Mangel im Säuglingsalter. Dtsch Med Wochenschr 100: 222–228
17 Jeppsson JO, Larsson C, Eriksson S (1975) Characterization of alpha-1-antitrypsin in the inclusion bodies from the liver in alpha-1-antitrypsin def. N Engl J Med 293: 576–579
18 Osswald P, Gathmann H, Müller G, Kaduk B (1978) Alpha-1-Antitrypsinmangel. Monatsschr Kinderheilkd 126: 659–666
19 Schattenberg PJ, Totovic V, Müller R (1977) Frühkindliche Hepatopathie bei angeborenem Alpha-1-Antitrypsin-Mangel. Med Welt 28: 1759–1768

Prognose

20 Aagenaes Ø, Matlary A, Elgjo K (1972) Neonatal cholestasis in alpha-1-antitrypsin deficient children: clinical, genetic, histological and immunohistochemical findings. Acta Paediatr Scand 61: 632–642
21 Hadchouel M, Gautier M (1976) Histopathologic study of the liver in the early cholestatic phase of alpha-1-antitrypsin deficiency. J Pediatr 89: 211–215
22 Kueppers F, Black LF (1974) Alpha-1-antitrypsin and its deficiency. Amer Rev Respir Dis 110: 176–194
23 McPhie JL, Binnie S, Brunt PW, (1976) Alpha-1-antitrypsin deficiency and infantile liver disease. Arch Dis Child 51: 584–588
24 Odièvre M, Martin JP, Hadchouel M, Alagille D (1976) Alpha-1-antitrypsin deficiency and liver disease in children: phenotypes, manifestations and prognosis. Pediatrics 57: 226–231
25 Sveger T (1978) Alpha-1-antitrypsin deficiency in early childhood. Pediatrics 62: 22–25

2.4 Störungen der intestinalen Lactoseresorption
(W. Nützenadel)

2.4.1 Lactoseverdauung

Lactose in der Nahrung kann nur nach hydrolytischer Spaltung durch die im Bürstensaum der Enterocyten lokalisierte Lactase (neutrale β-Galactosidase) in Form der entstehenden Monosaccharide resorbiert werden. Letztere werden über einen gemeinsamen aktiven Transportmechanismus in die Epithelzelle aufgenommen und gelangen von dort in das Portalblut [7].

Lactase an den Zottenspitzen
Die Lactaseaktivität ist in den einzelnen Darmabschnitten unterschiedlich, die **höchste Aktivität findet sich im Jejunum**, die niedrigste im proximalen Duodenum und Ileum [3]. Die Epithelzellen der einzelnen Zotten sind hinsichtlich ihrer Lactaseaktivität ebenfalls inhomogen, da die Lactasekonzentration im Bürstensaum der Zellen an der Zottenspitze hoch ist, in den Zellen zur Zottenbasis zu rasch abnimmt und in den Kryptenzellen Null ist.

Lactaseaktivität bei Früh- und Neugeborenen
Bei termingerecht geborenen Neugeborenen entspricht die Höhe der Lactaseaktivität der älterer Kinder; zwischen 26. und 34. Schwangerschaftswoche finden sich jedoch nur ca. 30% der Aktivität [1]. Es ist bisher nicht genau bekannt, ob dieser Enzymmangel in der Ernährung der Frühgeborenen berücksichtigt werden muß.

Neben dieser neutralen und nur im Bürstensaum nachweisbaren Lactase finden sich *zwei weitere Lactasen* in den intestinalen Epithelzellen *(Hetero-β-Galactosidase* und *saure lysosomale β-Galactosidase)*, deren Rolle für die intestinale Lactosespaltung wahrscheinlich ohne Bedeutung ist [2].

Formen
Nachfolgend sollen das klinischeBild der Lactoseintoleranz, d. h. das Auftreten von Symptomen nach Genuß von Lactose und ihr Zusammenhang mit einer Reduktion oder Verlust der intestinalen Bürstensaumlactase erörtert werden.

2.4.2 Lactoseintoleranz: Pathogenese und klinische Symptome

Wird infolge fehlender oder verminderter Lactase das Disaccharid nicht gespalten, wirkt die *im Darmlumen verbleibende Lactose* osmotisch. Die *erhöhte Osmolarität* führt zur Wassersekretion in das Darmlumen und einem *vermehrten Flüssigkeitsvolumen*, gleichzeitig wird die Motilität des Darmes stimuliert, und die Passagezeit dadurch verkürzt. Die nicht resorbierte Lactose wird in den unteren Darmabschnitten teilweise durch bakterielle Fermentation zu organischen Säuren, besonders Milchsäure, umgesetzt, außerdem entstehen Wasserstoff und Kohlendioxid. Die sauren Metaboliten haben wahrscheinlich einen zusätzlich irritierenden Effekt auf die Wasserresorption und Motilität des Darmes, außerdem wird das Spektrum der Darmflora verändert.

Nicht resorbierte Lactose vergärt

Osmotische Diarrhoe

Patienten mit einem Lactasemangel klagen über Flatulenz, krampfartige Bauchschmerzen, Völlegefühl und ein aufgetriebenes Abdomen nach Genuß von Milch oder Milchprodukten. Die Stühle sind wäßrig – im Sinne einer *osmotischen Diarrhoe* –, meist ohne Schleim oder Blutbeimengungen. Bei jungen Säuglingen kann die Diarrhoe zu schwerer Dehydratation führen. Liegt ein isolierter Lactasemangel vor, so sistieren die Symptome nach Elimination der Lactose aus der Nahrung rasch.

2.4.3 Formen des Lactasemangels

Drei ätiologische Formen des Lactasemangels können unterschieden werden:

Primärer congenitaler Lactasemangel. Dieser ist *extrem selten* und besteht in einem *genetisch determinierten Fehlen* jeder Enzymaktivität. Bislang ist nicht klar, ob das Enzymprotein nicht synthetisiert wird, strukturell verändert ist oder andere Ursachen seine totale Inaktivität bedingen.

Die *klinischen Symptome* beginnen mit der ersten Milchfütterung, eine Differenzierung zu der noch selteneren Erkrankung der Glucose-Galactose-Malabsorption ist erforderlich.

Adulte Form des Lactasemangels. Ebenso wie bei fast allen Säugetieren tritt bei zahlreichen menschlichen Rassen unterschiedlicher ethnischer Herkunft (Finnen, Eskimos, Thailänder, Afrikaner u. a.) ein *Schwund der Bürstensaumlactase zwischen dem 4. Lebensjahr und der Pubertät* ein. Ein beträchtlicher Teil der Weltbevölkerung scheint im Erwachsenenalter lactoseintolerant zu sein [18], in der Bevölkerung von Deutschland liegt die Frequenz bei ca. 15% [17].

Häufigkeit 15%

Niedere Restaktivität

Die Betroffenen meiden meist Milchprodukte ohne sich der Lactoseintoleranz bewußt zu sein, enzymatisch findet sich eine niedrige Restaktivität, die wohl auch den Genuß kleinerer Mengen an Lactose ohne Symptome gestattet. Die Häufigkeit dieser Form des Lactasemangels rechtfertigt kaum die adulte Lactoseintoleranz als Krankheit zu betrachten, die Persistenz der hohen Lactaseaktivität bis ins Erwachsenenalter hinein scheint eher eine Variante. Bis heute ist nicht entschieden, ob Milchgenuß zur Persistenz der Enzymaktivität beiträgt, da eine Stimulation des Enzymes durch Lactose in der Nahrung unter bestimmten Bedingungen möglich ist [16]. Der Genuß von Milch allein scheint aber nicht auszureichen, um den Abfall der Aktivität zu verhindern [6].

Sekundäre Form des Lactasemangels. Sie ist im pädiatrischen Krankengut am häufigsten [12], und in Tabelle 2.5 finden sich einige der häufigeren pädiatrischen Erkrankungen mit sekundärer Lactoseintoleranz.

Meist besteht eine durch die Grundkrankheit verursachte morphologische Läsion der Darmmucosa, und unter Berücksichtigung der Lokalisation der Lactase im Bürstensaum der Epithelzellen an der Zottenspitze wird die ***Alteration der Lactaseaktivität*** leicht verständlich. ***Andere Bürstensaumenzyme (Saccharase*** und ***Maltasen)*** sind ***ebenfalls vermindert***, gleichzeitig sind häufig die resorptiven Funktionen gestört. Von den betroffenen Bürstensaumenzymen zeigt die ***Lactase*** immer die stärkste Enzymreduktion, ist im Verlauf der Erkrankung am ehesten betroffen und ***benötigt*** bei erfolgreicher Therapie der Grundkrankheit auch die ***längste Regenerationszeit***. Die im Vergleich zu anderen Disaccharidasen ausgeprägte apicale Lokalisation der Lactase an der Zottenspitze begründet möglicherweise diese besondere Sensibilität.

Schädigung der Zottenspitzen

Tabelle 2.5. Erkrankungen mit sekundärer Lactoseintoleranz

Cöliakie
Chronische oder rezidivierende unspezifische Enteritis
Kuhmilchprotein-Intoleranz
Dystrophie mit sekundärer Malabsorption
Resektion größerer Dünndarmabschnitte
Immundefizienz, besonders IgA-Mangel
Akute Enteritis (?)
Abdominelle Röntgenbestrahlung
Medikamente (Cytostatica, Colchicin, Neomycin)

Die Berücksichtigung der Lactoseintoleranz bei der Behandlung von Erkrankungen mit sekundärem Lactasemangel ist häufig ein wichtiger Bestandteil der Therapie, da die Symptome sonst trotz richtig gewählter Therapie persistieren können, jedoch nicht mehr durch die Grundkrankheit ausgelöst sein müssen. Nicht selten findet sich nur eine Enzymreduktion und kein eigentlicher Lactasemangel, so daß die Patienten kleinere Lactosemengen auch tolerieren. Das Ausmaß der Intoleranz ist selbst bei Vorliegen enzymatischer Befunde aus der Darmmucosa oft schwer einzuschätzen, da *enzymatische Befunde und klinische Intoleranz nicht immer* streng *korrelieren.* Für alle schweren Formen der genannten Erkrankungen ist es richtig, eine lactosefreie Diät zu wählen und ggf. auch andere Disaccharide zu reduzieren, während bei leichten Formen oft eine lactosereduzierte Diät ausreicht.

Bei Säuglingsenteritis

Weniger sicher ist unser Kenntnisstand über die Lactoseintoleranz bei akuter infantiler Diarrhoe. Unzweifelhaft finden sich auch bei dieser Erkrankung morphologische und enzymatische Veränderungen der Mucosa. Für die durch **Rota-Virus** verursachte Enteritis wurde sogar eine direkte **Interaktion zwischen Lactase und dem Virus** vermutet [9]. Nach eigenen Untersuchungen ist der klinische Verlauf bei akuter Säuglingsenteritis unter einer lactosefreien oder lactosereduzierten Ernährung identisch [5]. Damit kann jedoch nicht ausgeschlossen werden, daß unter besonderen epidemiologischen Bedingungen oder bei einzelnen Individuen die Lactose doch pathogenetische Bedeutung bei der akuten Enteritis bekommt. Die Reduktion der Lactose in der Nahrung für einige Tage scheint deshalb sinnvoll und ist bei rezidivierender oder lang anhaltender Diarrhoe dringlich angezeigt.

Lactosereduktion wichtig

Lactasemangel kann persistieren

Die notwendige Dauer der Lactoseelimination bei sekundärem Lactasemangel nach erfolgreicher Behandlung der Grundkrankheit und Sistieren der Diarrhoe ist schwer zu beurteilen. Enzymatische Untersuchungen haben gezeigt, daß in Abhängigkeit von der Art der Grunderkrankung, **Monate bis Jahre** vergehen können, **bis** eine vollständige **Normalisierung** erfolgt, und daß der Lactasemangel auch persistieren kann [15]. Das Wiederauftreten der vollen Enzymaktivität ist jedenfalls nicht an die Normalisierung morphologischer Veränderungen gekoppelt. Es ist aber auch vorstellbar, daß eine allzu prolongierte lactosefreie Ernährung die Erholungsphase für die Enzymaktivität verlängert, da ein Einfluß der Lactose in der Nahrung auf die intestinale Lactase nicht ausgeschlossen werden kann. Die vorsichtige Zugabe von Lactose 3-5 Monate nach Normalisierung des klinischen Bildes und Sistieren der Diarrhoe scheint aber gerechtfertigt, beim Auftreten von dünnen Stühlen sollte die erneute Reduktion der Lactose die Symptome rasch verschwinden lassen.

2.4.4 Diagnostik

Die klinische Relevanz einer Lactoseintoleranz und ihre notwendige therapeutische Berücksichtigung sind bei den sekundären Formen infolge der Variabilität der Enzymreduktion oft schwierig zu beurteilen [14].

Suchteste Diagnostisch können Suchteste, orale Belastungen mit Lactose und enzymatische Untersuchungen hilfreich sein. Zu ersteren zählt die **Stuhl**untersuchung mit Bestimmung von ***pH***, der ***Reduktionsprobe*** in einer Stuhlaufschwemmung und evtl. ***chromatographischem Nachweis der Lactose im Stuhl***. Die beiden ersten Proben sind aber bei allen Formen der Kohlenhydratmalabsorption positiv.

Orale Belastung Bei der oralen Belastung erhält der Patient 2 g Lactose/kg, und die Blutglucose wird am Versuchsbeginn sowie nach 15, 30, 60 und 90 min bestimmt. Ein Blutzuckeranstieg von weniger als 20 mg% spricht für einen Lactasemangel, falls kein Resorptionsdefekt für Glucose vorliegt. Dieser Test diskriminiert nicht vollständig und vermag bei bestehendem Lactasemangel die Diarrhoe zu verstärken. Seine diagnostische Aussagekraft wird erhöht durch auftretende Diarrhoen unter der Lactosebelastung.

Enzym- *Die direkte Enzymbestimmung in der Mucosa aus Biopsiemate-*
bestimmung *rial ergibt die **sichersten Ergebnisse** hinsichtlich des Lactase-*
in der Mucosa *mangels und erlaubt gleichzeitig die **Untersuchung anderer Disaccharidasen** und der **Histologie**.* Damit ist sie für die Diagnostik aller Formen des sekundären Lactasemangels am besten geeignet; sie hat den Nachteil, daß eine direkte Beziehung der Enzymaktivität zur klinischen Lactosetoleranz nicht besteht [8].

Wasserstoff Der Wasserstoff-Atemtest [13] mißt die Ausscheidung von
Atemtest markiertem Wasserstoff in der Atemluft nach Gabe von Lactose, die mit einem nichtstrahlendem Isotop (^{2}H-Lactose) markiert ist; er scheint eine ***vielversprechende diagnostische Möglichkeit***, bislang sind aber die Detektoren für diese Methode nur an wenigen Stellen verfügbar.

2.4.5 Therapie

Die Elimination der Lactose ist bei älteren Kindern durch Vermeiden von Milch und Milchprodukten relativ leicht. Häufig ist eine Beschränkung ausreichend; Joghurt, Käse und Quark enthalten weniger Lactose als Milch. Für die Säuglingsernährung stehen zahlreiche Formeldiäten zur Verfügung, ein Teil von ihnen enthält auch keine anderen Disaccharide (Tabelle 2.6).

Die direkte Enzymsubstitution zur Nahrung (Handelspräparat Lactase 500) ist ein weiterer Weg der Behandlung. Nach eigenen Erfahrungen befriedigt das Ergebnis dieser Behandlung nicht immer, da nur ein Teil der Lactose im Magen gespalten wird.

Tabelle 2.6. Säuglingsnahrungen bei Lactoseintoleranz

Lactosefrei
- Nutramigen[a] (enthält noch Restmengen von 22–45 mg Lactose/100ml Milch)
- Multival plus
- MBF[b]
- Lactopriv
- Soyakraft
- Bébénago
- Pregestemil[a]

Eiweißquelle: [a]Kaseinhydrolysat, [b]Rinderherz, übrige Soya.

Lactosereduziert
- AL 110 (0,05)
- Aponti Heilnahrung (0,01)
- Humana Heilnahrung mit MCT (0,3)
- Aledin (1,4)
- Milupa Heilnahrung (2,7)
- Humana Heilnahrung (3,2)

Eiweißquelle: Milchprotein, Zahlen in Klammern Gramm Lactose/100 ml trinkfertige Nahrung

Literatur

1 Antonowicz I, Lebenthal E (1977) Developmental pattern of small intestinal enterokinase and disaccharidase activities in the human fetus. Gastroenterology 72: 1299

2 Asp NG, Dahlquist A (1974) Intestinal β-galactosodases in adult low lactase activity and in congenital lactase deficiency. Enzyme 18: 84

3. Asp NG, Gudmand-Höyer E, Andersen B, Berg NO, Dahlquist A (1975) Distribution of disaccharidases, alkaline phosphatase, and some intracellular enzymes along the human small intestine. Scand J Gastroenterol 10: 647
4. Auricchio S, Rubino A, Landolt M, Semenza G, Prader A (1963) Isolated intestinal lactase deficiency in the adult. Lancet I: 324
5. Fahr K, Nützenadel W (1976) Lactosefreie Diät bei akuter Enteritis im Säuglingsalter Monatsschr Kinderheilkd 124: 389
6. Gilat T, Dolizky F, Gelman-Malachi E, Tamis I (1974) Lactase in childhood – a non-adaptable enzyme. Scand J Gastroenterol 9: 395
7. Gray GM (1975) Carbohydrate digestion and absorption. N Engl J Med 292: 1225
8. Harrison M, Walker-Smith JA (1977) Reinvestigation of lactose intolerant children: Lack of correlation between lactose intolerance and small intestinal morphology disaccharidase activity, and lactose tolerance test. Gut 18: 48
9. Holmes JH, Rodger SM, Schnagl RP, Ruck BJ, Gust JD, Bishop RF, Barnes GL (1976) Is lactase the receptor and uncoating enzyme for infantile (rota) viruses? Lancet I: 1387
10. Holzel A, Schwarz V, Sutcliffe KW (1959) Defective lactose absorption causing malnutrition in infancy. Lancet I: 1126
11. Lebenthal E (1978) Lactose intolerance. In: Lebenthal E, Hatch TF, Romano LR (eds) Digestive Diseases in children Grune & Straton, New York, p 367
12. Lücking Th (1976) Intestinale Aktivität von Disaccharidasen und alkalischer Phosphatase in Jejunumbiopsien bei kindlichen Dünndarmerkrankungen. Eur J Pediatr 121: 263
13. Maffei HVL, Metz G, Bampoe V, Shiner M, Herman S, Brook CGD (1977) Lactose intolerance, detected by the hydrogen breath test in infants and children with chronic diarrhoea. Arch Dis Child 52: 766
14. Niessen KH, Brugmann G, Schmidt F (1975) Die Schwierigkeiten der Diagnostik eines klinisch relevanten Disaccharidasenmangels. Monatsschr Kinderheilkd 123: 734
15. Poley JR, Bhatia M, Welsh JD (1978) Disaccharidase deficiency in infants with cow's milk intolerance. Digestion 17: 97
16. Rosenzweig NS (1973) Lactose feeding and lactose deficiency. Am J Clin Nutr 26: 1166
17. Rotthauwe HW, Emons D, Flatz G (1972) Die Häufigkeit der Lactoseintoleranz bei gesunden Erwachsenen in Deutschland Dtsch Med Wochenschr 97: 376
18. Simoons FJ (1963) New light on ethnic differences in adult lactose intolerance. Digest Dis 18: 595

2.5 Pankreasinsuffizienz und Pankreatitis bei Kindern
(B. Hadorn, M. Bührer, R. Kraemer und H. Meyer[1])[2]

Herrn Professor A. Prader zum 60. Geburtstag gewidmet

Die überwiegende Mehrzahl der Erkrankungen des exokrinen Pankreas im Kindesalter ist durch angeborene Stoffwechseldefekte hervorgerufen. Unter diesen nimmt die cystische Fibrose den wichtigsten Platz ein. Es soll im Folgenden eine Übersicht über angeborene und erworbene Störungen des exokrinen Pankreas bei Kindern gegeben werden. Neuere Methoden, die zur Diagnostik der exokrinen Pankreasinsuffizienz dienen, werden kurz beschrieben und in ihrer Wertigkeit beurteilt.

2.5.1 Entwicklung der exokrinen Pankreasfunktion während des intrauterinen Lebens und im ersten Lebensjahr

Intrauterin

Im fetalen exokrinen *Pankreas* sind – erstaunlicherweise – schon im Alter von *12 Gestationswochen Zymogengranula* in den exokrinen Zellen nachweisbar [23]. *Trypsinogen*, die Vorstufe des Trypsins, kann in diesen Granula von der *22. Woche* an nachgewiesen werden [26]. Gleichzeitig erscheint auch die *Enterokinase* in der Schleimhaut des oberen Dünndarms. Falls in diesem frühen Stadium eine Sekretion von Trypsinogen aus dem Pankreas stattfindet, so kann die Aktivierung der proteolytischen Fermente stattfinden [1, 25]. Abb. 2.1 zeigt die Dynamik der Entwicklung von Trypsinogen und Enterokinase und ihre zeitliche Koordination. In den letzten Wochen des intrauterinen Lebens erfolgt eine *sehr starke Zunahme der Proteinsynthese in den exokrinen Zellen des Pankreas* und parallel dazu eine *Zunahme* der in *der* Drüse meßbaren *Enzymaktivitäten*. Bei der Geburt und auch schon bei Frühgeborenen *kann das Pankreas auf hormonelle Stimulation* (Pankreozymin, Secretin) sowie auf Veränderungen der Nahrungszusammensetzung *reagieren* [41, 42]. Eine Frage, auf die zur Zeit nur unbefriedigende Antworten gegeben werden können, ist diejenige nach der physiologischen und

Beim Neugeborenen

---

[1] Sanatorium Pro Juventute, Davos
[2] Wir danken Frl. Yvonne Gurtner für die präzise Durchführung der Laborarbeit

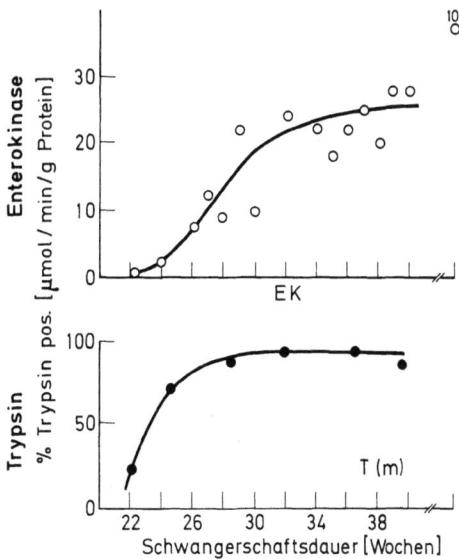

Abb. 2.1. Entwicklung der Enterokinase (EK) der Dünndarmschleimhaut und Erscheinen von aktivem Trypsin im Meconium (T(m)). Für Meconium sind die Prozentwerte von Trypsin-positiven Meconiumproben (nach [26]) angegeben. (Zusammengestellt aus Daten von [1] und [26])

funktionellen *Bedeutung* dieser frühen Entwicklung des Pankreas. Wird schon im fetalen Alter von 22 Wochen im Darm Protein verdaut und, wenn ja, wozu?

Einen gewissen Aufschluß über die proteolytische Aktivität im fetalen Darm ergibt die Zusammensetzung des Meconiums. **Bei Frühgeborenen enthält** das **Meconium mehr Albumin** als beim Termingeborenen. **Bei intrauteriner Insuffizienz des Pankreas** (z. B. bei der cystischen Fibrose) ist der **Albumingehalt** des Meconiums ebenfalls **erhöht** [29]. Albumin wird bei intakter exokriner Pankreasfunktion im Darmlumen abgebaut; normales Meconium enthält deshalb kaum freies Albumin. Ebenfalls **abgebaut werden Proteine**, die mit abgeschilferten Darmepithelzellen ins Lumen gelangen. Dies ist daraus zu entnehmen, daß Kinder mit intrauterin manifester Pankreasinsuffizienz Disaccharidasen (die nur aus abgeschilferten Teilen von Darmepithelzellen stammen können) mit dem Meconium ausscheiden [2].

Zusammensetzung des Meconiums

Im ersten Lebensjahr Für die Säuglingsernährung von großer Bedeutung ist die Entwicklung der exokrinen Pankreasfunktion im ersten Lebensjahr. Sie ist charakterisiert durch eine weitere **Zunahme** *der Enzymaktivitäten* im Duodenalinhalt. Eine Sonderstellung nimmt die **Pankreasamylase** ein, die sich *später* als die übrigen Enzyme entwickelt. Lillibridge und Townes [27] sowie Martin du Pan [14] haben Kinder von 3–6 Monaten beobachtet, die an einem isolierten Mangel an Pankreaseamylase leiden. Diese Kinder leiden *bei stärkehaltiger Kost* an chronischen Durchfällen mit positiver Lugol-Probe und saurem Stuhl-pH als Ausdruck einer *Gärungsdyspepsie*. Als therapeutische Maßnahme genügt die Reduktion des Stärkegehaltes der Nahrung. Differentialdiagnostisch muß diese Störung gegenüber der Cöliakie abgegrenzt werden (Tabebelle 2.7). Der isolierte Amylasemangel ist transitorisch und ist sehr wahrscheinlich auf eine verspätete Reifung des Enzyms zurückzuführen.

Pankreas-amylasemangel

Tabelle 2.7. Differentialdiagnose Cöliakie – Amylasemangel

	Cöliakie	Amylasemangel
Beginn	3–6 Monate	3–6 Monate
Dünndarmmucosa	Pathologisch	Normal
Pankreasenzyme	Normal oder global erniedrigt	Isolierter Amylasemangel
Orale Stärkebelastung	Pathologisch	Pathologisch
Orale Glucosebelastung	Pathologisch	Normal
Xyloseresorptionstest	Pathologisch	Normal
Therapie	Gliadinfreie Kost	Stärkefreie Kost

2.5.2 Klinik der exokrinen Pankreasinsuffizienz

Die überwiegende *Mehrzahl* der Kinder mit exokriner Pankreasinsuffizienz leidet an *cystischer Fibrose*. Als zweithäufigste Ursache ist das *Shwachman-Diamond-Syndrom* zu nennen, und schließlich folgen die *isolierten Enzymdefekte*. Klinisch manifestiert sich die Insuffizienz des exokrinen Pankreas durch *Heißhunger* [33], dies im Gegensatz zur Cöliakie, die in den meisten Fällen mit Inappetenz einhergeht. Weitere charakteristische Symptome sind die *Steatorrhoe* und die *Kreatorrhoe*, die bei allen schweren Funktionsstörungen auftreten. Es ist hier zu beachten, daß das Pankreas eine sehr große Reservekapazität aufweist, so daß *für die* Manifestation der *Steatorrhoe* eine Einschränkung der *lipolytischen Aktivität* auf *weniger als 10%* der Norm eintreten muß. Eine analoge Beziehung besteht zwischen der Kreatorrhoe (Stickstoffaus-

Symptome: Heißhunger Steatorrhoe Kreatorrhoe

scheidung) und der Trypsinaktivität (Abb. 2.2). Ein *vollständiger Verlust der* exokrinen *Pankreasfunktion* besteht *bei 80%–85%* der Patienten *mit cystischer Fibrose.* Die verbleibenden 15%–20% der Patienten zeigen eine normale Pankreasfunktion oder nur partielle Ausfälle. Interessanterweise können solche Patienten mit nur unvollständiger Insuffizienz *Schübe* von *akuter Pankreatitis* erleiden, welche dann wiederum die exokrinen Zellen schädigen [34]. Exakte Untersuchungen der exokrinen Funktion bei dieser Patientengruppe haben ergeben, daß *vor allem die Wasser- und Bicarbonatsekretion*, die durch Secretin stimuliert werden kann, *eingeschränkt* ist, so daß ein ungenügender Fluß der exokrinen Sekretion zustande kommt [11]. Dieses pathophysiologische Konzept paßt gut zu der Vorstellung, daß es zu Schüben von akuter Pankreatitis kommt, wenn man annimmt, daß die proteolytischen Enzyme schon in der Drüse aktiviert werden können. Dafür fehlen allerdings bisher die exakten Beweise. In einer kürzlich erschienen Arbeit [37] wird darauf hingewiesen, daß die cystische Fibrose möglicherweise in zwei genetisch verschiedene Typen einzuteilen sei, nämlich eine Form mit nur *minimaler Pankreasbeteiligung (Schweiß-Natrium zwischen 40 und 60 mÄq/l = intermediär)*, aber charakteristischen pulmonalen Symptomen, und zweitens die *klassische Form* mit dem Vollbild der obstruktiven Lungenveränderungen und *totaler exokriner Pankreasinsuffizienz (Schweiß-Natrium über 60 mÄq/l)*. Es bleibt abzuwarten, ob sich diese Auffassung des Problems durchsetzt oder ob vielleicht besser von einer großen klinischen Variabilität bei genetisch einheitlicher Ursache

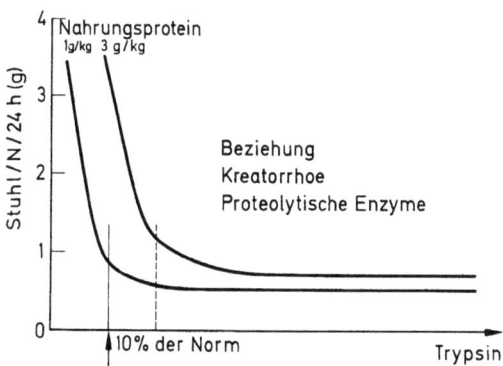

Abb. 2.2. Beziehung zwischen Trypsinaktivität und Stuhlstickstoff pro 24 Std. bei 1 bzw. 3 g/kg Nahrungsprotein

gesprochen werden sollte. Das einzige Argument, das zur Zeit für die Existenz einer Sonderform der Mucoviscidose angeführt werden kann, ist, daß die vorwiegend pulmonalen Fälle mit nur leicht erhöhtem Schweiß-Natrium in ein und derselben Familie beobachtet wurden [37].

Die Tatsache, daß nicht alle Patienten mit cystischer Fibrose eine totale exokrine Pankreasinsuffizienz aufweisen, ist wichtig im Hinblick auf die Beurteilung des Meconium-Screeningtests für cystische Fibrose, der ja auf dem Nachweis von Albumin beruht [36]. Besteht keine totale exokrine Insuffizienz, so kann der Albumintest normal ausfallen, obschon das Kind an einer cystischen Fibrose leidet [6].

2.5.3 Therapie der exokrinen Pankreasinsuffizienz bei der Mucoviscidose

Eine einheitliche Ansicht über die optimale Therapie besteht nicht. Von verschiedenen Autoren sind im wesentlichen *drei verschiedene Wege* beschritten worden:

Fettreduktion 1. die *Reduktion des Fettgehaltes der Nahrung*. Diese Maßnahme allein führt zu einer Verbesserung der Absorption von Protein [19]. Zum Ersatz der durch die Fettreduktion verlorenen Calorien können Öle und Fette mit mittellangkettigen Fettsäuren *(MCT)* gegeben werden [8, 39]. Die Ernährung mit MCT hat außerdem einen günstigen Einfluß auf die Stuhlbeschaffenheit.

Elementarkost 2. Berry und Dodge [4, 40] haben eine große Erfahrung mit *Elementarkost* gewonnen. Bei Verabreichung von Elementarkost allein oder als Zusatz zur normalen Ernährung wird die Störung der intraluminalen Verdauung umgangen, und es kann in vielen Fällen eine eindrucksvolle Gewichtszunahme erzielt werden.

3. Die wahrscheinlich wirksamste Maßnahme, die in Kombination mit den vorher besprochenen angewendet werden kann, ist die *Substitution* der fehlenden Pankreasenzyme *mit* *Pankreas-* Hilfe von tierischen *Pankreasextrakten* [15]. Wir haben *extrakte* versucht, festzustellen, welche galenische Form sich für die Verabreichung der Enzympräparate am besten eignet [13]: Da bei der cystischen Fibrose im Duodenum sauere pH-Werte gefunden werden als normalerweise, wurde eine Kapsel entwickelt, deren Überzug sich bei pH 5,4 öffnet[1]. Bei einzel-

---
[1] Herstellung Sanol-AG, Monheim

nen Patienten konnten damit gegenüber Kapseln ohne diesen Überzug oder gegenüber Tabletten verbesserte Resultate erzielt werden (Tabelle 2.8). Im Durchschnitt jedoch waren zwischen den drei getesteten galenischen Formen keine Unterschiede festzustellen. Eine ähnliche Überlegung liegt den Versuchen zugrunde, die Enzyminaktivierung durch das saure pH im Duodenum mit Hilfe von oral gegebenem Bicarbonat oder mit Magensäure-hemmenden Pharmaka (Cimetidine) zu verhindern [38]. Es bleibt abzuwarten, ob tierische Pankreasextrakte, die durch das Verfahren der Mikroincapsulation resistent gegen Magensäure gemacht wurden, bessere Erfolge erzielen werden. Die *Dosis* per os muß *individuell* dem Patienten *angepaßt werden*. Abb. 2.3 zeigt, daß eine positive Korrelation zwischen der Korrektur der Steatorrhoe und der Menge an Pankreasextrakt, die wir pro Tag verabreichen, besteht, und zwar auch, wenn verschiedene Patienten miteinander verglichen werden. Dies

Tabelle 2.8. Fett- und Stickstoffabsorptionskoeffizienten bei 15 Patienten mit cystischer Fibrose während der Therapie mit verschiedenen galenischen Formen von Pankreasextrakt. Die Bilanzuntersuchungen wurden durch Bestimmung von Chromsesquioxyd im Stuhl (Nr. 17) kontrolliert, um Verluste bei der Stuhlsammlung rechnerisch auszugleichen

Patienten	Geschlecht	Alter [Jahre]	Kapseln pH 7		Kapseln pH 5,4		Tabletten	
			F	N	F	N	F	N
1 S.St.	m	8	56	74	59	68	49	46
2 S.P.	m	9	43	68	49	57	63	80
3 W.Ch.	m	15	18	62	24	40	44	61
4 M.R.	f	10	56	70	44	71	56	72
5 H.Ch.	m	14	79	88	46	62	55	71
6 O.F.	f	8	87	83	91	86	84	80
7 K.S.	f	9	39	67	63	43	55	50
8 Z.M.	f	9	26	53	38	42	44	50
9 J.M.	f	10	36	61	67	77	62	65
10 R.M.	m	14	55	88	49	75	59	93
11 E.U.	m	7	54	60	70	84	–	–
12 G.B.	m	8	48	46	48	61	60	59
13 G.A.	f	7	62	82	48	70	25	69
14 D.A.	m	9	48	49	28	44	35	23
15 Z.K.	f	9	51	57	13	60	32	57
		Durchschnitt	50,53	67,2	49,13	62,6	51,64	62,5

F Absorptionskoeffizient, für Fett, *N* Absorptionskoeffizient für Stickstoff

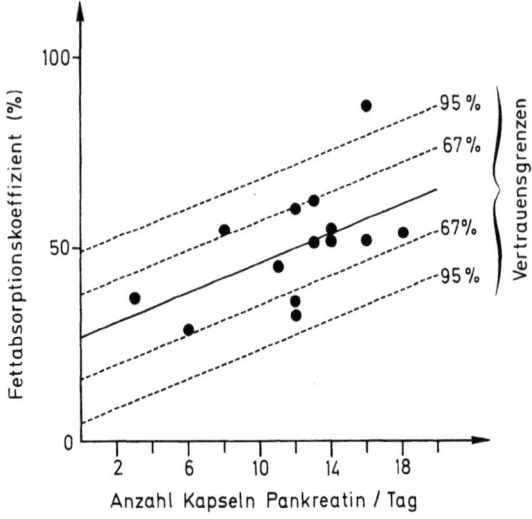

Abb. 2.3. Beziehung zwischen der Dosierung der Pankreasersatztherapie und dem Fettresorptionskoeffizienten bei 14 Kindern mit cystischer Fibrose und totaler exokriner Insuffizienz

deutet darauf hin, daß in der von uns untersuchten Patientengruppe in der Regel die Substitution ungenügend war.

2.5.4 Shwachman-Diamond-Syndrom

Symptome Die klinischen Hauptsymptome sind die *exokrine Pankreasinsuffizienz*, die – soviel wir wissen – von der Geburt an besteht, die *metaphysäre Dysostose*, die *Wachstumsverzögerung*, die *Infektanfälligkeit* und verschiedene Grade der *Neutropenie*, die cyclisch sein kann und *bis zur Pancytopenie* führen kann. Oft wird ein erhöhtes fetales Hämoglobin, seltener ein Diabetes mellitus oder eine Assoziation mit dem Morbus Hirschsprung beobachtet [24, 33]. Wird bei diesen Patienten ein quantitativer Pankreozymin-Secretin-Test durchgeführt [12], so kann man beobachten, daß die *Enzymsekretion sehr stark eingeschränkt* ist. Das Volumen des Pankreassekretes ist im Gegensatz zum Befund bei der cystischen Fibrose oft normal. Die Therapie mit Pankreasextrakten kann wohl die Steatorrhoe beeinflussen, Effekte auf das Wachstum sind jedoch bei den bisher beobachteten Fällen nicht eingetreten. Die *Wachstumsverzögerung ist* deshalb *nicht* die *Folge der exokrinen Pankreasinsuffizienz.* In jüngster Zeit ist ein Krankheitsbild beschrieben worden, bei dem sich multiple Mißbildungen mit den Symptomen des Shwachman-Diamond-Syndroms kombinieren [32]. Die Ätiologie des Syndroms ist nicht geklärt. Eine virale Erkrankung des Fetus zur Zeit der Organogenese des Pankreas, die gleichzeitig auch die Frühstadien der Knochenmarkentwicklung betrifft, wäre unseres Erachtens eine mögliche Erklärung.

2.5.5 Isolierte Enzymdefekte des Pankreas

Lipasemangel

Die im menschlichen Pankreassekret vorkommenden Enzyme sind in Tabelle 2.9 zusammengestellt. Die isolierte Insuffizienz der Amylase wurde schon besprochen. Eine seltene Störung ist der isolierte Lipasemangel [28]. Im Gegensatz zu den Defekten der proteolytischen Enzyme, die mit Hypoproteinämie und fehlenden Gedeihen einhergehen, wurden hier *keine Gedeihstörungen* beobachtet. Es scheint sich um einen autosomal-recessiv vererbten Enzymdefekt zu handeln. Vier Kinder aus zwei Familien wurden beschrieben.

Tabelle 2.9. Übersicht über die im menschlichen Pankreassekret vorkommenden Enzyme und Zymogene (die prozentualen Anteile bezogen auf die Gesamtmenge an Enzymprotein sind teilweise in Klammern angegeben). [Nach 43]

	Enzyme	Zymogene
Lipolytische	2 Isolipasen (10%) 1 Carboxylesterhydrolase (4%)	
Amylolytische	3 Iso-α-amylasen	
Proteolytische		2 Trypsinogene (19%) 2 Chymotrypsinogene (10%) 2 Proelastasen 1 Procarboxypeptidase A 1 Procarboxypeptidase B
Nucleolytische	1 Ribonuclease (0,01%) 1 Desoxyribonuclease	
1 Pankreatischer Trypsin-Inhibitor (0,8 %)		

Enterokinasemangel	Von größerer klinischer Bedeutung sind die Defekte der proteolytischen Enzyme. ***Enterokinase,*** ein ***Enzym des Dünndarmes,*** ist ***für die Aktivierung von Trypsinogen*** und damit ***indirekt für die Aktivierung der übrigen proteolytischen Pankreasfermente unentbehrlich.*** Der angeborene Mangel an Enterokinase [10] wirkt sich klinisch aus wie ein Mangel an
Symptome	proteolytischen Pankreasenzymen: Kurz nach der Geburt treten ***Durchfälle, Hypoproteinämie, Ödeme*** und ***Anämie*** auf (Tabelle 2.10). Die Gewichtszunahme bleibt ungenügend. Sehr erschwerend für die Diagnose ist, daß die meisten Kinder zunächst auch eine Steatorrhoe zeigen.

Die ***Steatorrhoe*** ist die ***Folge einer sekundären Pankreasinsuffizienz.*** Sobald die Hypoproteinämie korrigiert wird, verschwindet dieses Symptom. Die Diagnose des Enterokinasemangels geschieht durch die ***Analyse des Duodenalsekrets;*** durch Zugabe von Enterokinase zum Duodenalsekret kann gezeigt werden, daß die proteolytischen Pankreasenzyme (sofern die sekundäre Pankreasinsuffizienz korrigiert worden ist) in normaler Menge vorliegen, daß sie jedoch wegen Mangels an Enterokinase nicht in ihre aktive Form übergeführt werden konnten (Zymogen-Aktivierungstest) [10].

Klinik	Der klinische ***Verlauf*** bei Enterokinasemangel ist meist ein recht ***günstiger,*** sofern die Störung frühzeitig erkannt wird und eine ***Ersatztherapie mit proteolytischen Enzymen*** eingeleitet wird. Die Therapie kann mit Hilfe von Pankreasextrakten erfolgen. Bei einem Fall wurde auch Enterokinase mit gutem Erfolg angewandt. Der Bedarf für diese Substitutionstherapie kann bei älteren Kindern mit dieser Störung stark zurückgehen. Es ist deshalb auch möglich, daß Kinder trotz Vorhandenseins eines Enterokinasemangels relativ gut gedeihen. Dies konnten wir unlängst in Zusammenarbeit mit Haworth

Tabelle 2.10. Enterokinasemangel (9 Patienten)

Symptome	Fehlendes Gedeihen kurz nach der Geburt, später Kleinwuchs (reversibel), Hypoproteinämie, Anämie, Durchfall, Erbrechen. Sekundär: Pankreasinsuffizienz 　　　　　　　Disaccharidasenmangel 　　　　　　　Leberverfettung Gelegentlich erste Symptome nach dem Abstillen, „Kuhmilchintoleranz"
Verlauf	Spontane „Besserung"
Therapie	Substitution mit Trypsin oder Enterokinase
Diagnose	Zymogenaktivierungstest

beobachten [16]. Interessanterweise hat einer dieser Patienten zum Zeitpunkt der Pubertät wieder Symptome des Eiweißmangels entwickelt, und erst durch eine Erhöhung der Dosis der substituierten Enzyme konnten diese Symptome wieder behoben werden. Die kritischen Phasen für die klinische Manifestation dieser Störung sind demnach die Perioden intensiven Wachstums, d. h. das erste Lebensjahr und möglicherweise auch die Pubertät. Es ist denkbar, daß bei solchen Patienten klinische Symptome wieder manifest werden können, wenn die nur knapp genügende Eiweißverdauungskapazität durch eine erhöhte Wachstumsgeschwindigkeit oder in der Schwangerschaft oder bei katabolen Prozessen wieder stärker beansprucht wird.

Enterokinaseaktivität bei Cöliakie

Da Enterokinase ein Enzym der Dünndarmschleimhaut ist, wurde die Frage aufgeworfen, ob ein sekundärer Mangel an Enterokinase, z. B. *im Rahmen der* gliadinempfindlichen *Cöliakie*, auftreten könne. Die meisten Autoren, die dieser Frage nachgegangen sind, sind zum Schluß gekommen, daß wohl eine **geringfügige Verminderung** der Enterokinaseaktivität bei der Cöliakie beobachtet wird, daß aber diese Verminderung sich klinisch nicht auswirken kann. Auffallend ist auch, daß im Vergleich zu anderen Brush-Border-Enzymen die Enterokinaseaktivität der Schleimhaut bei der Cöliakie nur relativ wenig oder nicht gestört wird (Hadorn u. Känzig, unveröffentlichte Ergebnisse, 1979).

2.5.6 Pankreatitis

Als Ursache einer akuten Pankreatitis stehen bei Kindern die viralen Infekte sowie die posttraumatische Pankreatitis im Vordergrund [5, 7, 20, 35]. Bei den chronischen Formen ist vor allem an eine familiär auftretende Pankreatitis [22] oder an eine Mißbildung der ableitenden Pankreas- oder Gallenwege zu denken. Eine Übersicht wird in Tabelle 2.11 gegeben, wo sich auch Hinweise auf die Literatur befinden.

Akute Pankreatitis Klinik

Fieber und Leukocytose sind immer vorhanden. **Schmerzen** im oberen Abdominalbereich, die gegen den Rücken ausstrahlen und die bei zusammengekrümmter Stellung verschwinden, sind bei fast allen Patienten vorhanden. Bei schwerer akuter Pankreatitis kommt es wie beim Erwachsenen zu **hämorrhagischem Ascites**, **Schockzustand** und **Ileus**. *Im Ascitespunktat* können in solchen Fällen aktive **proteolytische Enzyme** nach-

Tabelle 2.11. Pankreatitis bei Kindern

A. *Hereditäre Formen*
   Familiäre hereditäre Pankreatitis [22]
      mit Aminoacidurie
      ohne Aminoacidurie
   Cystische Fibrose ohne Pankreasinsuffizienz
   Hyperlipoproteinämie (Typen/I und V)
   Hereditärer Hyperparathyreoidismus [24]

B. *Behinderung des Abflusses der Pankreassekrete*
   Trauma
   Pankreaspseudocyste [5]
   Mißbildungen der Ausführungsgänge
   Choledochuscyste
   Gallensteine im Bereich der Ampulla Vateri
   Ascariasis
   Stenose der Ampulla Vateri

C. *Infektionen*
   Virusinfektionen: Mumps, Masern, Rubella [7], Coxsackie B
   Mykoplasmen

D. *Medikamenten-induzierte Pankreatitis*
   L-Asparaginase [31]
   Azathioprin
   Steroide
   Hydrochlorothiazid
   Azosulfapyridin

E. *Verschiedene Ätiologie*
   Juveniler Diabetes
   Transplantationen
   Graft-versus-host-Reaktion
   Reye-Syndrom

---

gewiesen werden. Eine **Hyperglykämie** als Ausdruck der behinderten Insulinfreisetzung kann hinzukommen, eine vorübergehende Hyperlipidämie wird gelegentlich während des akuten Stadiums bemerkt. Die **Hypocalcaemie**, die bei Erwachsenen ein ernsthaftes Zeichen einer Aggravation ist, hat bei Kindern nicht dieselbe Bedeutung. Ein *erhöhter* Calciumspiegel in Zusammenhang mit einer schweren Pankreatitis weist auf einen **Hyperparathyreoidismus** hin, der gelegentlich mit Pankreatitis vergesellschaftet ist [24]. Gelegentlich können auch bei Kindern im Rahmen einer akuten Pankreatitis **Fettgewebsnekrosen** im Bereich des Markes der langen Röhrenknochen beobachtet werden. Wichtige Laborkriterien sind

Labor die **Erhöhung der Serumamylase** und der **Serumlipase**.

Chronische   Bei chronischer Pankreatitis, die oft zur *Pseudocysten*-bildung
Pankreatitis   führt, ist die Bestimmung der *Urinamylase* wichtig, da die
Serumamylase oft nicht erhöht ist, weil das Enzym vom
Nachweis   geschädigten Pankreas nur langsam und kontinuierlich abgegeben wird. Liegt eine Choledochuscyste oder eine sonstige Mißbildung zugrunde, sowie zum Nachweis der oft posttraumatisch auftretenden Pseudocyste [5] bewährt sich am besten die *Ultraschalluntersuchung* [31].

Therapie   Die Behandlung der Pankreatitis im Kindesalter erfordert je nach Schweregrad verschiedene Maßnahmen. Die *Analgesie* kann zu Beginn der akuten Pankreatitits im Vordergrund stehen. Morphinpräparate sind kontraindiziert, weil sie zu einem Spasmus der Ampulla Vateri führen. Bei schweren Fällen müssen eine *Schocktherapie* sowie eine totale *parenterale Ernährung* während der Erholungsphase angewendet werden. Anti*cholinerge Medikamente* können gegeben werden, um die Sekretion von Magen- und Pankreassaft zu vermindern und um eine Relaxation der Muskulatur im Bereich des Duodenums und der Pankreasausführungsgänge herbeizuführen.

2.5.7 Anhang: Methoden zur Erfassung der exokrinen Pankreasinsuffizienz

Labormethoden   Es sollen hier nur diejenigen Methoden diskutiert werden, die für die Anwendung in nicht spezialisierten Zentren in Frage kommen. Die klassische Stuhlfettbestimmung nach van de Kamer sowie die Stuhlstickstoffbestimmung sind für eine exakte Beurteilung des Ausmaßes der Maldigestion unentbehrlich [10, 21]. Wir haben uns die Frage gestellt, ob es notwendig sei, diese Bestimmung stets mit einer Erfassung des Fett- und Stickstoffgehaltes der Nahrung zu kombinieren (Fett- bzw. N-Bilanz). Abb. 2.4 und 2.5 zeigen, daß zwischen der Fett- bzw. N-Bilanz und der einfachen Fett- bzw. N-Ausscheidung im Stuhl eine ausgezeichnete Korrelation besteht. Dies gilt allerdings nur, wenn die Fett- bzw. Stickstoffaufnahme mit der Nahrung während 5–6 Tagen konstant gehalten wird. Wir sind demnach der Meinung, daß selbst bei schwerer Pankreasinsuffizienz die *Bestimmung der Fett-* bzw. *Stickstoffmenge im exakt gesammelten 5-Tage-Stuhl* für die Erfassung des Grades der Maldigestion genügt.

Stuhlfett- und -stickstoffbestimmung

PABA-Test   1972 hat Imondi [18] das Chymotrypsin-labile Peptid N-Benzoyl-L-tyrosyl-paraaminobenzoat (N-Benzoyl-L-tyrosyl-

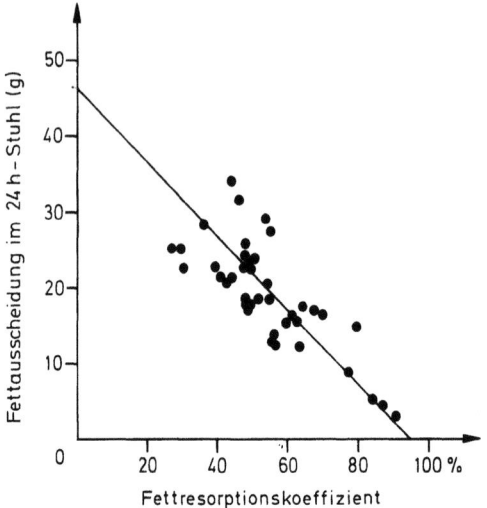

Abb. 2.4. Beziehung zwischen Stuhlfettausscheidung in 24 Std (6-Tage-Sammelperiode) (Ordinate) und Fettresorptionskoeffizient (Abscisse) bei 15 Kindern mit cystischer Fibrose (39 Sammelperioden)

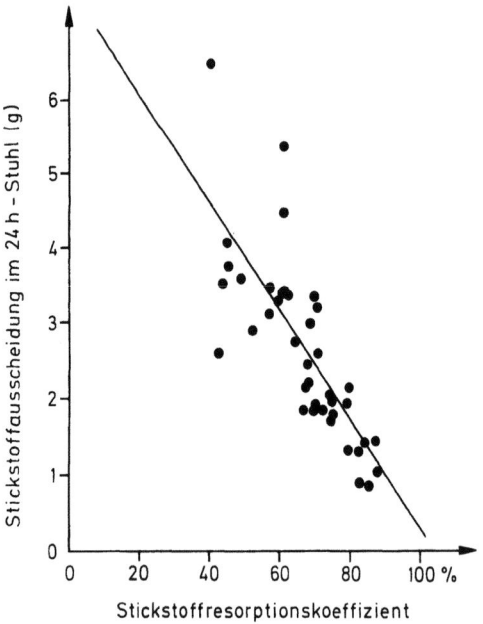

Abb. 2.5. Beziehung zwischen Stuhl-Stickstoffausscheidung in 24 Std (Ordinate) und Stickstoffresorptionskoeffizient (Abscisse) bei 15 Kindern mit cystischer Fibrose. Sammelperioden wie in Abb. 2.4

PABA), dessen Formel in Abb. 2.6 dargestellt ist, für die Diagnostik der exokrinen Pankreasinsuffizienz eingeführt. Das Peptid wird von Chymotrypsin gespalten (der Tyrosylrest ist die spezifische Gruppe). Die entstehende Paraaminobezolsäure wird vom Dünndarm resorbiert und nach Konjugation in der Leber mit dem Urin in 6 Std ausgeschieden. Die Menge des im Urin ausgeschiedenen PABA (normalerweise 59,6 ±12,2% der aufgenommenen Menge) ist ein indirektes Maß für die Funktion des exokrinen Pankreas bzw. für die Chymotrypsinaktivität. Gyr [9] hat gezeigt, daß dieser Test *gut mit anderen Pankreasfunktionstesten korreliert*, diese aber an Einfachheit weit übertrifft. Für das Kindesalter hat Sacher

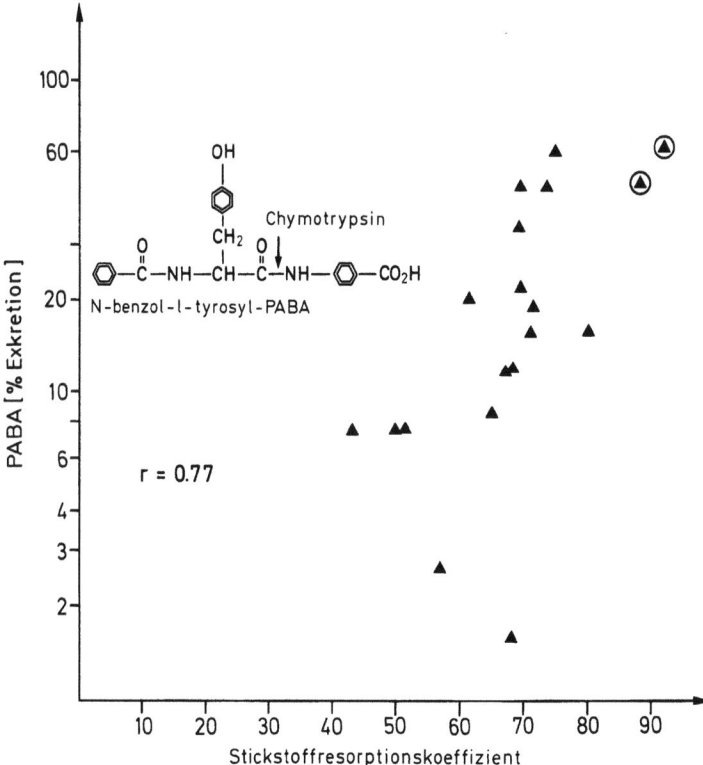

Abb. 2.6. Korrelation zwischen Ausfall des PABA-Tests und dem Stickstoffresorptionskoeffizienten bei 15 Kindern (2 Doppelbestimmungen) mit cystischer Fibrose ▲ und 2 gesunden erwachsenen Kontrollpersonen ⬤ *Ordinate:* PABA, Prozent der aufgenommenen Menge, im 6-Std-Urin ausgeschieden; logarithmischer Maßstab, Abscisse: Stickstoffresorptionskoeffizient

[30] Normalwerte erhoben. Bei kleinen Säuglingen sind vorläufig noch Schwierigkeiten mit der Erhebung von Normwerten wegen der verminderten glomerulären Filtration zu erwarten. Unsere Ergebnisse bei Kindern mit cystischer Fibrose sind in Abb. 6 dargestellt. Die Frage wurde aufgeworfen, ob sich der Test für die Erfassung des Ausmaßes der Stickstoffabsorptionsstörung eignet. Es besteht eine gute Korrelation zwischen der PABA-Ausscheidung im 6-Std.-Urin und dem Stickstoffresorptionskoeffizienten bei diesen Patienten. Für die Berechnung des N-Resorptionskoeffizienten wurde eine exakte Methode mit Kupferisothiocyanat-Markierung des Stuhls [17] eingesetzt, um eventuelle Stuhlverluste erfassen zu können.

Unterstützt durch einen Beitrag der Firma Sanol-AG, Monheim.

Literatur

1. Antonowicz I, Lebenthal E (1977) Developmental pattern of small intestinal enterokinase and disaccharidase activities in the human fetus. Gastroenterology 72: 1299–1303
2. Antonowicz I, Ishida S, Shwachman H (1975) Studies in meconium: disaccharidase activities in meconium for cystic fibrosis patients and controls. Pediatrics 56: 782–787
3. Arvanitakis C, Greenberger NJ (1976) Diagnosis of pancreatic disease by a synthetic peptide. A new test of exocrine pancreatic function. Lancet I: 663
4. Berry HK (1975) Dietary supplement and nutrition in children with cystic fibrosis. Am J Dis Child 129: 165–171
5. Cooney DR, Grosfeld JL (1975) Operative management of pancreatic pseudocysts in infants and children, review of 75 cases. Ann Surg 182: 590–596
6. Desai N, Nousia-Arvanitakis S (1977) False negative meconium test results in screening for cystic fibrosis. J Pediatr 91: 447–448
7. Donowitz M, Gryboski JD (1975) Pancreatic insufficiency and congenital rubella syndrome. J Pediatr 87: 241–243
8. Gracey M, Burke V, Anderson CM (1969) Assessment of medium-chain triglyceride feeding in infants with cystic fibrosis. Arch Dis Child 44: 401–403
9. Gyr K, Stalder GA, Schiffmann I, Fehr C, Vonderschmitt D, Fahrlaender H (1976) Oral administration of a chymotrypsin-labile peptide – a new test of exocrine pancreatic function in man (PFT). Gut 17: 27–32
10. Hadorn B (1975) The exocrine pancreas. In: Anderson CM, Burke V (eds) Paediatric Gastroenterology. Blackwell, Oxford, pp 289–327
11. Hadorn B, Johansen PG, Anderson CM (1968) Pancreozymin secretin test of exocrine pancreatic function in cystic fibrosis and the significance of the result for the pathogenesis of the disease. Can Med Assoc J 98: 377

12 Hadorn B, Zoppi G, Shmerling DH, Prader A, McIntyre I, Anderson CM (1968) Quantitative assessment of exocrine pancreatic function in infants and children. J Pediatr 73: 39
13 Hadorn B, Bührer M, Kraemer R, Rossi E (1976) Pancreatic replacement therapy in cystic fibrosis. Abstract. XIIth International Congress of Pediatrics, Buenos Aires 1976, pp 605–607
14 Hadorn B, Cwern M, Friolet B, Martin Du Pan R (1976) Development of enzyme systems in the exocrine pancreas and small intestine. In: Dodge JA (ed) Topics pf paediatric gastroenterology. Pitman, Kent, pp 2–13
15 Harris R, Norman AP, Payne WW (1955) The effect of pancreatin therapy on fat absorption and nitrogen retention in children with fibrocystic disease of the pancreas. Arch Dis Child 30: 424–427
16 Haworth JC, Hadorn B, Gourley B, Prasad A, Troesch V (1975) Intestinal enterokinase deficiency, occurrence in two sibs and age dependency of clinical expression. Arch Dis Child 50: 277–282
17 Hesford F, Bührer M (1978) Determination of chromium sesquioxide in feaces by a spectrophotometric method. Clin Chim Acta 82: 225–228
18 Imondi AR, Stradley RP, Wolgemuth R (1972) Synthetic peptides in the diagnosis of exocrine pancreatic insufficiency in animals. Gut 13: 726
19 Jehanne M, Sorgniard R, Perrouin Y, Sorgniard B, Charlier M, Rey F, Rey J (1976) Influence d'un régime très pauvre en graisses sur la croissance et la rétention azotée dans la mucoviscidose. (Comparaison avec les effets des extraits pancréatiques). Proceedings VIIth International Cystic Fibrosis Congress, Association Francaise de lutte contre la Mucoviscidose, Paris 296–301
20 Jordan SC, Ament ME (1977) Pancreatitis in children and adolescents J Pediatr 91: 211–216
21 Kamer JH van de, Bokkel-Huinik H ten, Weijjers HA (1949) Rapid method for the determination of fat in feces. J Biol Chem 177: 347–355
22 Kattwinkel J, Lapey A, Di Sant'Agnese PA, Edwards WA, B. S. (1973) Hereditary pancreatitis, three new kindreds and a critical review of the literature. Pediatrics 51: 55–69
23 Keene MFL, Hewer EF (1929) Digestive enzymes of human foetus. Lancet I: 767–769
24 Lebenthal E, (1978) Diseases associated with pancreatic insufficiency. In: Lebenthal E (ed) Digestive diseases in children. Grune & Stratton, New York, pp 499–512
25 Lebenthal E, Shwachman H (1977) The pancreas, development, adaption and malfunction in infancy and childhood. Clin Gastroenterol 6: 397–413
26 Liebermann J (1966) Proteolytic enzyme activity in fetal pancreas and meconium. Demonstration of plasminogen and trypsinogen activators in pancreatic tissue. Gastroenterology 50: 183–190
27 Lillibridge CB, Townes PL (1973) Physiological deficiency of pancreatic amylase in infancy, a factor in iatrogenic diarrhea. J Pediatr 82: 279–282
28 Rey J, FrézalJ, Royer P, Lamy M (1966) L'absence congénitale de lipase pancréatique, Arch Fr Pédiatr 23: 5–14
29 Ryley HC, Neale LM, Brogan TD, Bray PT (1976) Screening for cystic fibrosis by analysis of meconium for albumin and protease inhibitors. Clin Chim Acta 64: 117–125
30 Sacher M, Shmerling D (1979) PABA test for diagnosis of exocrine pancreatic insufficiency. J Pediatr 94: 159

31. Samuels BI, Barry J, Samuels BI, Steven J, Culbert MD, Jon Okamura MD, Margart P, Sullivan MD (1976) Early detection of chemotherapy related pancreatic enlargement in children using abdominal sonography, preliminary report, Cancer 38: 1515–1523
32. Schussheim A, Sook Ja Chol, Silverberg M (1976) Exocrine pancreatic insufficiency with congenital anomalies. J Pediatr 89: 782–784
33. Shmerling DH, Prader A, Hitzig WH, Giedion A, Hadorn B, Kühni M (1969) The syndrome of exocrine pancreatic insufficiency, neutropenia, metaphyseal dysostosis and dwarfism. Helv Paediatr Acta 24: 547
34. Shwachman H, Lebenthal E, Khaw KT (1975) Recurrent acute pancreatitis in patients with cystic fibrosis with normal pancreatic enzymes. Pediatrics 55: 86–95
35. Sibert JR (1975) Pancreatitis in children: study in the north of England. Arch Dis Child 50: 443–448
36. Stephan U, Busch EW, Kollberg K, Kellsing K (1975) Cystic fibrosis detection by means of a test-strip. Pediatrics 55: 35
37. Stern RC, Boat TF, Abramowsky CR, Matthews LW, Wood RE, Doershuk CF (1978) Intermediate-range sweat chloride concentration and pseudomonas bronchitis. A cystic fibrosis variant with preservation of exocrine pancreatic function. JAMA 239/25: 2676–2680
38. Weber AM, Roy CC, Chartrand L, Dufour OL, Lasalle R (1976) Influence of a sodium bicarbonate supplement on fecal fat and bile acid excretion in cystic fibrosis. Proceedings VII International Cystic Fibrosis Congress, Association Francaise de lutte contre la Mucoviscidose Paris, pp 310–315
39. Wildhalm K, Goetz M (1976) Zur Verwendung von mittelkettigen Triglyzeriden MCT bei zystischer Fibrose (Mukoviszidose). Wien Klin Wochenschr 88: 557–561
40. Yassa JG, Prosser R, Dodge JA (1976) A controlled trial of an elemental diet for patients with cystic fibrosis. Proceedings VIIth International Cystic Fibrosis Congress, Association Francaise de lutte contre la Mucoviscidose Paris, pp 330–334
41. Zoppi G, Andreotti G, Pajno-Ferrara F, Njai DM, Gaburro D (1972) Exocrine pancreas function in premature and full-term neonates. Pediatr Res 6: 880–886
42. Zoppi G, Andreotti G, Pajno-Ferrara F, Bellini P, Gaburro D (1973) The development of specific responses of the exocrine pancreas to pancreocymin and secretin stimulation in newborn infants. Pediatr Res 7: 198–203
43. Figarella C (1978) Enzymes pancreatiques. In: Nutrition et Alimentation du Nouveau-né, Monaco 3: D15–D23, Eigenverlag Société Nestlé - Société Guigoz

3 Darmkrankheiten

3.1 Colitis ulcerosa und Colitis granulomatosa (Morbus Crohn) im Kindesalter
(K. H. Schäfer und R. Grüttner)

Die Colitis ulcerosa und der Morbus Crohn des Dickdarms (= Colitis granulomatosa) werden als eng verwandte Krankheiten aufgefaßt. Für beide ist daher auch vor allem im angelsächsischen Schrifttum die Bezeichnung *unspezifische Colitis* gebräuchlich. Im Einzelfall kann es sehr schwierig sein, diese beiden Krankheitsbilder differentialdiagnostisch voneinander zu trennen.

Colitis ulcerosa: Entzündung mit Geschwüren

Bei der *Colitis ulcerosa* liegt eine subakut oder chronisch ulcerierende Entzündung der Dickdarmschleimhaut vor. Je nach Lokalisation und Ausdehnung des entzündlichen Prozesses unterscheidet man die am häufigsten vorkommende, im Rectum beginnende ascendierende Colitis von der segmental begrenzten Form. Erstere kann als totale Proktocolitis, häufig akut und manchmal sogar foudroyant verlaufend sofort den gesamten Dickdarm befallen und in etwa 10% als sogenannte Rückspülileitis den letzten Dünndarmabschnitt mit einschließen. Bei der segmentalen Colitis wird das Rectum dagegen ausgespart. Erkrankte und gesunde Darmabschnitte wechseln segmental begrenzt. Schließlich beobachtet man die regionale Ileocolitis mit Neigung zur Descension. Im Gegensatz zur Colitis ulcerosa ist bei der *Colitis granulomatosa* eine chronische Entzündung der gesamten Darmwand mit Neigung zur Granulombildung erkennbar. Es werden bevorzugt einzelne Darmabschnitte befallen. Der Morbus Crohn kann am gesamten Darmtrakt von der Speiseröhre bis zum Rectum lokalisiert sein.

Morbus Crohn: Entzündung mit Granulomen

3.1.1 Häufigkeit

Für beide Krankheiten ist im Kindesalter in den letzten Jahren eine *ansteigende Frequenz* festzustellen, besonders ausgeprägt gilt dieses für die Colitis granulomatosa [3]. In Europa erkranken jährlich 3–7 auf 100 000 Einwohner an einer Colitis ulcerosa. Bei etwa 15% der Erkrankten besteht eine Familiarität. Signifikant gehäuft treten in den Familien der an Colitis ulcerosa Erkrankten auch der Morbus Crohn sowie die *rheumatoide Arthritis* auf. Für die Colitis granulomatosa wird eine jährliche Erkrankungsrate von 1–1,5 auf 100 000 Einwohner angegeben, von denen etwa 3% einen Erkrankungsbeginn vor dem 10. Lebensjahr aufweisen [11]. Auch beim Morbus Crohn wird über familiäres Auftreten und gesteigerte Konkordanz von eineiigen Zwillingen berichtet [11, 12].

Belastete Familien

3.1.2 Ätiologie und Pathogenese

Ätiologisch stehen bei den unspezifischen Colitiden *Infektionen mit Viren oder Bakterien* und vor allem immunologische Reaktionen zur Diskussion. Für die Colitis granulomatosa war bereits 1970 der Nachweis geführt worden [2], daß ein infektiöses Agens in der Pathogenese der Krankheit von Bedeutung sein könnte. Bei Versuchstieren entstehen regionale Granulome im terminalen Ileum nach intravenöser Verabfolgung von Gewebshomogenaten der Patienten [7] und zwar unabhängig von der Funktionsfähigkeit ihres Immunsystems. Von anderen Arbeitsgruppen wurden aus Gewebe und Lymphknoten von Patienten mit Colitis granulomatosa und Colitis ulcerosa *zellmembrandefekte Varianten von Mykobakterien* gezüchtet [6, 15]. Dennoch können die bisher vorliegenden Untersuchungsergebnisse zur Übertragbarkeit von Viren und Bakterien als infektiöse Agentien bei der Colitis granulomatosa und der Colitis ulcerosa *noch nicht als beweisend* angesehen werden, weil die Fallzahlen noch zu klein sind und weil es an ebenso sorgfältig untersuchten Kontrollgruppen mangelt [16].

Infektion

Auch zahlreiche immunologische Befunde lassen sich bei der Suche nach Ätiologie und Pathogenese der unspezifischen Colitis anführen, beispielsweise, daß immunoinflammatorische Begleiterkrankungen besonders häufig auftreten [4] und

Autoantikörper daß sowohl orale als auch zellvermittelte *Autoimmunmechanismen* beobachtet werden können. Es finden sich Autoantikörper gegen ein Glykoproteid aus Colonepithelien sowie in geringerem Umfang Autoantikörper gegen Nucleoproteide und DNA. Darüber hinaus spricht das gehäufte Auftreten unspezifischer Colitis bei Krankheiten mit humoralen Immundefekten für immunologische Faktoren in der Pathogenese; jedoch *fehlt* letztlich der *Beweis* für die Annahme einer Immunpathogenese dieser Krankheiten.

3.1.3 Klinik

Der Krankheitsbeginn kann schleichend oder seltener akut sein und mit Fieber, blutig-schleimigen Durchfällen, Inappetenz und Leibschmerzen auftreten. Die Kinder erkranken dann meist aus voller Gesundheit heraus. Nur selten beginnt die Colitis mit einer viral bedingten Enteritis (z. B. im Rahmen einer Familienendemie). Besteht eine *exsudative Enteropathie*, so können schwere Eiweißmangelzustände mit Ödemen die Folge sein. Blutchemisch findet man stark erniedrigte Plasmaeiweißkonzentrationen und eine besonders niedrige Albuminkonzentration. Die klinischen Erscheinungen sind bei der Colitis ulcerosa und der Colitis granulomatosa gleich, so daß eine Unterscheidung beider Krankheiten allein aufgrund klinischer Gesichtspunkte fast nie möglich ist [4]. Die schleichend oder in Schüben verlaufende chronische Entzündung des Dickdarms führt zur Störung der körperlichen Entwicklung der Kinder, aber auch zu *charakterisitschen psychopathologischen Veränderungen*, wie *depressive Herabgestimmtheit* und *vermehrte Angstbereitschaft mit Zwangsphänomen.* Häufig konnte auch eine besondere Bindung an eine *bestimmte Beziehungsperson* festgestellt werden, deren plötzlicher Verlust die Patienten in ganz ungewöhnlichem Ausmaß traf. Es ist charakteristisch, daß die psychischen Besonderheiten nach Besserung des klinischen Verlaufs abnehmen, so daß man sie im Gegensatz zu früheren Denkansätzen heute eher als sekundäre Phänomene ansieht.

Klinisch nicht zu unterscheiden

Psychische Auffälligkeiten Sekundär

3.1.4 Komplikationen

Die häufigsten Komplikationen, im besonderen bei der Colitis granulomatosa, sind Analfissuren, Analfisteln und innere

Fisteln **Fisteln.** Eine lebensbedrohliche Situation entsteht durch die
Colondilatation ***toxische Colondilatation*** im Verlauf einer akuten Phase der
Colitis ulcerosa, seltener bei der Colitis granulomatosa.
Infolge einer ausgedehnten Wandentzündung wird die Darm-
Perforation wand papierdünn, so daß eine Neigung zu multiplen ***Perfora-***
Carcinomrisiko ***tionen*** entsteht [13]. Das ***Carcinomrisiko bei*** der ***Colitis ulcerosa*** ist ***hoch, bei*** der ***Colitis granulomatosa*** wohl als ***nicht viel niedriger*** einzustufen. Beginnt die Colitis ulcerosa im Kindesalter, so besteht bereits in der ersten Dekade eine Carcinomhäufigkeit von 3% und ein Anstieg des Risikos mit jeder weiteren Dekade um 20%.

3.1.5 Diagnose und Differentialdiagnose

Weder der klinische Verlauf noch Ergebnisse blutchemischer Untersuchungen geben sichere Hinweise zur Differenzierung der Colitis ulcerosa und der Colitis granulomatosa. Allenfalls
BSG gestattet die ***Höhe der BSG*** gewisse Rückschlüsse. Sie kann auch bei schwerer und ausgedehnter Colitis ulcerosa oft nur gering beschleunigt oder normal sein, während sie ***bei der Colitis granulomatosa*** auch im Frühstadium und bei leichterem Verlauf meist ***stark beschleunigt*** ist [4].
Röntgen ***Röntgenologisch*** sind die ***Veränderungen*** im Beginn sowohl ***bei der Colitis ulcerosa*** als auch bei der Colitis granulomatosa oft enttäuschend ***gering***. Später führen Schleimhautveränderungen, hervorgerufen durch Mikroabscesse und Nekrosen zu röntgenologisch sichtbaren flachen Ulcerationen als Unebenheit der Kontur. Durch Ödemneigung werden die Falten breit und irregulär, so daß eine plumpe Querwulstung resultiert [4]. Eindrucksvoll bei der Colitis ulcerosa mit Rectumbefall ist die Verschwellung des retrorectalen Gewebes (auf der Seitaufnahme). Spasmen können röntgenologisch Stenosen vortäuschen.
Bei der Colitis granulomatosa kommt es durch tiefgreifende chronische Entzündung mit ganz unregelmäßiger Anordnung der befallenen Stellen zur Zerstörung der Schleimhaut neben vergrößerten Lymphfollikeln und Schleimhautregeneraten. Mit fortschreitender Zerstörung finden sich röntgenologisch schließlich ***starre, verengte Darmabschnitte***, in der keine Schleimhautstrukturen mehr erkennbar sind.
Colonoskopie ***Colonoskopisch*** erhält man Aufschluß über die Beschaffenheit der Schleimhaut, die im Anfangsstadium hyperämisch und

Biopsie ergibt histologische und immunhistologische Befunde

infolgedessen leicht verletzbar, später entzündlich ödematös verquollen oder bereits vernarbt sein kann. Das entscheidende Hilfsmittel zur Differentialdiagnose ist die gleichzeitige Durchführung der *Stufenbiopsie* im Bereich der verschiedenen Dickdarmabschnitte. Diese durch die moderne Endoskopie ermöglichten Serienschnitte aus verschiedenen Abschnitten der Dickdarmschleimhaut geben dem Pathologen die Möglichkeit einer histologischen, aber auch einer immunhistologischen Befunderhebung [1, 5, 8, 13]. So finden sich in der Darmschleimhaut des akut an einer *Colitis ulcerosa* Erkrankten im Vergleich zum Gesunden eine erhebliche *Zunahme IgG-produzierender Plasmazellen* sowie eine starke Vermehrung auch der absoluten Zahl der Plasmazellen. Die IgG-produzierenden Plasmazellen liegen vor allem in den tieferen Schichten der Schleimhaut, sowie besonders massiert in der unmittelbaren Umgebung der Kryptenabscesse. Es besteht die Hypothese, daß diese lokale celluläre und extracelluläre IgG-Konzentrationen eine Art zweite Auffangstellung gegen exogene und endogene Antigene darstellt [13].

Trotz dieser differentialdiagnostischen Möglichkeiten ist die Trennung gerade auch der Colitis ulcerosa von der Colitis granulomatosa in vielen Fällen nicht möglich, zumal die erwähnten Kryptenabscesse keineswegs spezifisch für die Colitis ulcerosa sind, sondern auch bei der Colitis granulomatosa, der Shigellosis und der Amöbiasis auftreten [13]. *In etwa 20%–25% der Fälle* von Colitis ist eine *Klassifizierung nicht möglich* [10].

3.1.6 Therapie

Bei der Erstmanifestation beider Krankheiten und bei erneuten schweren Schüben ist häufig eine Klinikeinweisung zweckmäßig. Neben der Bettruhe ist eine Verbesserung des Ernährungszustandes bei gleichzeitiger *Entlastung der entzündeten Darmabschnitte* erforderlich. Dieses kann erreicht werden z. B. durch Verabfolgung einer *bilanzierten synthetischen Kost* oder durch totale *parenterale Ernährung* unter Einschluß aller Hauptnährstoffe, Vitamine, Mineralien und Spurenelemente. So gelang es z. B. bei der Colitis granulomatosa, durch langfristige parenterale Ernährung das akute Stadium der Krankheit günstig zu beeinflussen und einen Konglomerattumor zur Rückbildung und innere und äußere Fisteln zur

Ernährung

Abheilung zu bringen [17]. Besonders gedacht werden muß an eine ausreichende *Zufuhr von Eisen,* zumal wenn ein Eisenmangel, hervorgerufen durch Darmblutungen, aufgetreten ist (5 mg Fe/kg/Tag).

Medikamente Medikamentös eignet sich bei beiden Colitiden, vor allem aber bei der Colitis ulcerosa, *Salazopyrin (= Azulfidine)* in einer Dosis von 4 g/m^2 Körperoberfläche/Tag und zwar sowohl zur Einleitung der Remission als auch zur Rezidivprophylaxe. Das Auftreten schwerer Krankheitsschübe ergibt bei beiden Formen der Colitis die Indikation zur Behandlung mit *Glucocorticosteroiden,* z. B. Prednison in einer Dosis von 1–2 mg/kg/Tag.

Führt die Behandlung der Colitis ulcerosa und der Colitis granulomatosa mit Salazopyrin und Steroiden nicht zu einer akuten Remission, so stellt sich die Frage einer *immunsuppressiven Therapie* mit dem Cytostaticum *Azathioprin* [4], z. B. in einer Initialdosis bis zu 5mg/kg/Tag, nach 4 Wochen 2–3 mg/kg/Tag. Bei schweren Verläufen dieser Krankheit und auch bei extracolischem Krankheitsbefall, z. B. der Leber, ist nach neuerer Ansicht [4] die Indikation zur immunsuppressiven Behandlung gegeben, zumal ein solches Vorgehen auch eine Einsparung der Steroiddosis bedingt und gleichzeitig eine gute prophylaktische Maßnahme gegen häufige Rezidive darstellt [9].

Chirurgische Behandlung Die Alternative ist *bei der Colitis ulcerosa* die operative *Entfernung des gesamten Dickdarms* mit Anlage eines Anus praeter. Auch *bei der Colitis granulomatosa Crohn* ist versucht worden, durch ausgedehnte Resektion der befallenen Darmabschnitte eine Heilung zu erzielen. Dieses scheint nach neueren Erfahrungen [17] jedoch nicht möglich zu sein. Es wird daher empfohlen, die *Indikation zu einem operativen Eingriff auf lebensbedrohliche Komplikationen,* wie Perforation, Peritonitis, toxisches Megacolon, therapieresistente Blutung oder akute Ileussituation, zu *beschränken.* Vielleicht gelingt es, durch eine Nachbehandlung mit Azathioprin die große Rezidivgefahr nach Darmresektionen bei Colitis granulomatosa zu verringern.

Überwachung *Bei der Colitis ulcerosa* sollte sonst bei symptomlosem Verlauf *einmal jährlich* eine *endoskopische, histologische* und *immunhistologische Untersuchung* der Dünndarmschleimhaut vorgenommen werden, um präanceröse Dysplasien frühzeitig entdecken zu können. Derartige präanceröse Epithelläsionen finden sich in allen Colonabschnitten [14].

Literatur

1. Ament ME (1975) Inflammatory disease of the colon: ulcerative colitis and Crohn's disease. J Pediatr 86: 322
2. Beeken WL, Mitchell DN, Cave DR (1976) Evidence for a transmissable agent in Crohn's disease. Clin Gastroenterol 5: 289
3. Bergman L, Krause U (1975) The incidence of Crohn's disease in central Sweden. Scand J Gastroenterol 10: 725
4. Bläker F, Schäfer KH, Lassrich MA (1978) Colitis ulcerosa und Colitis granulomatosa im Kindesalter. Monatsschr Kinderheilkd 126: 411
5. Brandtzaeg P, Baklien K (1976) Immunhistochemical studies of the formation and epithelial transport of immunglobulins in normal and diseased human intestinal mucosa. Scand J Gastroenterol [Suppl] 11: 36
6. Burnham WR, Lennard-Jones JE, Stanford JL, Bird RG (1979) Mucobacteria as a possible cause of inflammatory bowel disease. Lancet II: 693
7. Cave DR, Mitchell DN, Brooke BN, Chir M (1978) Induction of granulomas in mice by Crohn's disease tissues. Gastroenterology 75: 632
8. Gebbers JO, Otto HF (1977) Immunhistochemical and electronmicroscopic observations on the local immune response in ulcerative colitis. Virchows Arch [Pathol Anat] 374: 271
9. Jewell DP, Truelove SC (1974) Azathioprine in ulcerative colitis. Final report on controlled trial. Br Med J IV: 627
10. Kirsner JB (1975) Problems in the differentiation of ulcerative colitis and Crohn's disease of the colon; the need for repeated diagnostic evaluation. Gastroenterology 68: 187
11. Kirsner JB (1978) Inflammatory bowel disease. Am J Gastroenterol 69: 253
12. Nugent F (1975) Crohn's colitis comes of age. Am J Gastroenterol 63: 471
13. Otto F Gebbers JO (1978) Colitis ulcerosa, pathomorphologische Befunde. Monatsschr Kinderheilkd 126: 419
14. Otto F, Gebbers JO (1978) Das Colitiskarzinom. Möglichkeiten der Früherkennung. Dtsch Med Wochenschr 103: 1966
15. Parent K, Mitchell PD (1978) Cell wall-defective variants of Pseudomonas-like (group Wa) bacteria in Crohn's disease. Gastroenterology 75: 368
16. Riemann JF, Demling L (1979) Enteritis regionalis Crohn. Dtsch Med Wochenschr 104: 787
17. Stock W, Müller JM, Nohr L (1979) Das Rezidiv nach chirurgischer Behandlung des Morbus Crohn. Dtsch Med Wochenschr 104: 47

3.2 Cöliakie: Definition, Ätiologie und Pathogenese
(M. Stern)

3.2.1 Allgemeines

Definition und Diagnose Die Cöliakie ist eine permanente Glutenintoleranz, die mit schweren Veränderungen der Dünndarmschleimhaut im Sinne einer subtotalen oder totalen Zottenatrophie einhergeht. Daraus folgt, daß die *Diagnosestellung nur bioptisch* erfolgen kann. Die zur Diagnosestellung international von der „European Society for Paediatric Gastroenterology and Nutrition" (ESPGAN) vereinbarten Schritte haben Walker-Smith et al. [73] noch einmal zusammengefaßt und begründet: Eine initial „flach" gefundene Dünndarmschleimhaut restauriert sich unter glutenfreier Diät histologisch völlig. Die daran anzuschließende Belastung mit glutenhaltiger Kost führt wiederum zur Ausprägung der typischen Mucosaläsion. Es sind demnach *drei Biopsien zur Diagnosesicherung erforderlich.* Die Notwendigkeit für die Belastung liegt in der Existenz einer „temporären Glutenintoleranz" begründet, deren Häufigkeit in der genannten Arbeit mit 20% der Kinder mit initial flacher Dünndarmschleimhaut angegeben wird. Ein weiteres Problem stellen die sogenannten „late responders" dar, bei denen eine Belastung erst nach 2 Jahren und länger zur typischen Läsion führt (s. dazu auch McNicholl et al. [51], die darüber hinaus auch aufzeigen, wie lange die Restauration der Mucosa, insbesondere, was die Disaccharidasenfunktion betrifft, unter Diät in Anspruch nehmen kann). Packer stellt [56] dar, welche insbesondere psychologischen Probleme das bezeichnete diagnostische Vorgehen mit sich bringt: Es treten Schwierigkeiten in der Motivation der Kinder zur Diät auf, die zuvor unter Belastung normale Kost zu sich nehmen durften. Trotzdem belegen in dieser Arbeit 18% nach langer Belastung normal gefundenen Biopsien bei initial Cöliakieverdächtigem Befund die Notwendigkeit der Belastung und der Mehrfachbiopsien.

Eine Minderheitenmeinung innerhalb der ESPGAN wird formuliert von Shmerling [63], der die *Häufigkeit der „Nicht-Rezidive"* unter Belastung mit nur *3%–10%* angibt. Von daher lehnt er die Belastung in allen Einzelfällen ab und behält sie initial zweifelhaften Fällen vor. Es wird zur Diagnosestellung hier also nur eine einzige Biopsie gefordert, die, wenn sie „flach" ist, die Notwendigkeit einer lebenslangen glutenfreien Diät begründet. Die Fälle, in denen eine permanente Glutenintoleranz nicht besteht, und die bei diesem Vorgehen unnötigerweise Diät halten müssen, werden in Kauf genommen. Zur Notwendigkeit der lebenslangen Diät zeigt Morrice McCrae [53] ein überraschendes Resultat einer Nachuntersuchung von 130 Patienten mit Cöliakie: Nur 2 hatten über mehrere Jahre eine glutenfreie Kost eingehalten! Die übrigen wiesen zum großen Teil schwere Schleimhautschädigungen auf, hatten zwar selten Beschwerden, aber doch häufig Anzeichen der Malabsorption. Ein anderer Anteil war initial fehldiagnostiziert worden.

Methodisches

Belastungstest

In vitro-Diagnostik

Die einzig allgemein akzeptierte Methode in der Erforschung der Ätiologie und der Pathogenese der Cöliakie stellt heute der Belastungsversuch mit nachfolgender Dünndarmsaugbiopsie dar. Es sind jedoch, auch mit diagnostischen Absichten, verschiedene Versuche gemacht worden, ein „In vitro-System" zu entwickeln, an dem sich gefahrlos verschiedene toxische oder ungefährliche Getreideproteine austesten lassen.

Das wichtigste System dieser Art stellt die **Organkultur** dar, die von den Originalautoren Katz und Falchuk [40] 1978 noch einmal beschrieben wird. Durch Biopsie gewonnenes Dünndarmmucosamaterial wird kultiviert und verschiedenen Weizenproteinfraktionen ausgesetzt. Bei Nicht-Cöliakie-Patienten oder ohne Zusatz von Gluten erfolgt eine Restauration der Mucosa in vitro, erkennbar elektronenoptisch und an dem Anstieg der bei geschädigter Schleimhaut zunächst verminderten Aktivität der alkalischen Phosphatase. Dieses Verfahren führte, unabhängig von den weiteren Biopsien unter Belastung in vivo, in 85% der Fälle zur richtigen definitiven Diagnose. Allerdings wurden falsch positive (7%) und falsch negative (15%) Befunde referiert. Das System wurde darüber hinaus in der Pathogeneseforschung mit Erfolg eingesetzt (s. Lectintheorie S. 121).

Zur Identifizierung toxischer Weizenfraktionen setzte Jos [38] ebenfalls das Organkultursystem ein (s. Abschnitt 3.2.2) und erzielte eindeutige Resultate. Den Wert des Systems zur Testung verschiedener toxischer Substanzen bezweifelt Hauri [31] aufgrund eigener Resultate. Lediglich zum Studium verschiedener biochemischer Funktionen sei die Organkultur geeignet. Von anderen Autoren wird das Kriterium der alkalischen Phosphatase als Marker für alle weiteren Veränderungen stark in Zweifel gezogen [37], so daß auch an den sehr weit führenden Ergebnissen der Pathogeneseforschung Zweifel bestehen bleiben, soweit sie sich allein auf die alkalische Phosphatase stützen. Hudson entwickelte 1976 und 1977 [35, 36] ein System zur Kultivierung verschiedener menschlicher Einzelzellen, unter anderem auch von Dünndarmepithelzellen. An diesem System wurde Gliadin bereits eingesetzt, jedoch zeigte sich an verschiedenen Zellen ein unspezifischer Cytotoxizitätseffekt, so daß das System nichts zur Klärung der Ätiologie beitragen konnte. An Epithelzellen sind solche Effekte allerdings bisher nicht überprüft worden. Insgesamt können alle In vitro-Systeme heute den Expositionsversuch noch nicht ersetzen.

3.2.2 Ätiologie

Toxisches Weizenprotein

Seit der Entdeckung von Dicke 1950, daß Weizenmehl, nicht aber Weizenstärke zur Steatorrhoe bei Cöliakie führt, haben viele Forschergruppen an der Identifizierung des toxischen

Weizenproteins gearbeitet. Zunächst weniger beachtet wurde die Toxizität der Prolamine aus anderen Getreidesorten. In neuerer Zeit jedoch wurden verschiedene Sorten mittels Belastung und Dünndarmbiopsie ausgetestet. So fand Anand [2], daß Roggen und Gerste sicher „toxische" Eiweißstoffe enthalten, die eine Cöliakie auszulösen vermögen. Mais und Reis dagegen waren für unschädlich befunden worden. Bisher hatte man sich in der Diätverordnung noch auf die alten niederländischen Arbeiten stützen müssen, die noch alle das wenig verläßliche Kriterium Steatorrhoe ausschließlich verwandten. Hafer und Gerste wurden von Baker [4] getestet, allerdings mittels des nicht absolut verläßlichen Xylosetests. Beide Getreidesorten wurden in diesem indirekten Nachweis für Cöliakie-toxisch befunden. Obwohl in England noch eine Kontroverse über den nicht ausreichend getesteten Hafer besteht, bleibt die Notwendigkeit des Ausschlusses von *Weizen, Roggen, Gerste und Hafer* für die meisten Zentren in der Welt *unbestritten.*

α-Gliadin Die Arbeiten, die sich mit der biochemischen *Identifizierung des „toxischen" Agens* beschäftigten, gelangten zum Gluten, zum Gliadin, und schließlich zum α-Gliadin, das allerdings eine Heterogenität bezüglich Sortdifferenzen und weiteren Unterfraktionen aufweist, wie die Gruppe um Hekkens aufzeigte [16], siehe auch Jos [38]. Sequenzanalysen der die Toxizität bestimmenden Proteinuntereinheit sind demnach verfrüht, zumal auch niedermolekulare Digestionsfraktionen
α-Gliadin- noch das Merkmal der Cöliakieauslösung besitzen können (s.
armer Weizen unten). Einen bemerkenswerten Versuch, eine α-Gliadin-arme Weizensorte zu züchten, unternahm Kasarda [39]. Es gelang, genügend Weizen zu gewinnen, um daraus Brot zu backen, das in ersten Versuchen, die sicher noch unzureichend klinisch abgesichert und vor allem nicht bioptisch kontrolliert waren, sich als weniger schädlich für Patienten erwies als normales Weizenbrot. Elektrophoretisch zeigte sich eindeutig ein Fehlen einiger Banden im α-Gliadinbereich bei der neuen Sorte.

3.2.3 Pathogenese

Enzymmangel
Biochemische Es ist der älteste Ansatz in der Pathogeneseforschung der
Theorie Cöliakie, der versucht, *mittels enzymatischer Aufspaltung das*

Gliadinmolekül zu *detoxifizieren.* Von daher wird dann ein Mangel des erkrankten Organismus an dem entsprechenden Enzym postuliert. Dieser Ansatz geht letzten Endes auf die Arbeitsgruppe von Frazer zurück, der eine noch toxische peptisch-tryptische Glutenfraktion präparierte. Dissanayake untersuchte nun ein ähnliches Digestionsprodukt und fraktionierte mit modernen gelchromatografischen und ultrafiltrativen Methoden weiter [17]: Er erhielt die Fraktion B mit Molekulargewicht um 8.000, die noch toxisch war. Diese Fraktion ist Ausgangsmaterial für viele der neueren englischen Arbeiten zur Pathogenese (s. unten). Inzwischen konnte eine Unterfraktion B_2 mit Molekulargewicht unter 1.000 präpariert werden, die jedoch wiederum ein Gemisch aus vielen verschiedenen Peptiden darstellt [55]. Es wird nach ersten Ergebnissen vermutet, daß solche Untereinheiten immunologisch aktiv sind.

Enzymmangel erklärt Pathogenese nicht ausreichend

Einige ältere Autoren nehmen einen Peptidasemangel als primäre Störung bei der Cöliakie an. Es gelang aber bisher trotz intensiver Suche nicht, diesen Enzymmangel direkt aufzuzeigen [21]. Im Gegensatz dazu zeigte Cornell [14] eine Digestionsfraktion 9 mit Molekulargewicht um 1.500, die erstens toxisch war, soweit biochemische Tests dies nachweisen können. Bioptische Tests wurden in vivo nicht unternommen. Zweitens konnte diese Fraktion von Cöliakiemucosa in Remission und Exacerbation gleichermaßen nicht genügend aufgespalten werden, was auf eine vermutete primäre Störung weist, die in Remission nicht reversibel ist wie alle bisher gefundenen Enzymdefekte bei Cöliakie. Zu kritisieren bleibt die Verwendung allgemein nicht akzeptierter Toxizitätskriterien wie z. B. ein Effekt auf Zellkulturen, der durchaus unspezifisch erklärt werden kann. Es ist außerdem nicht ganz klar, welche Kriterien der Beurteilung einer Mucosa als in Remission befindlich zugrundegelegt wurden. Auch ein unspezifischer Effekt könnte eine noch vorgeschädigte Mucosa wiederum schädigen, so daß ein Peptidasemangel sekundär ähnlich wie der bei histologischer Normalisierung noch lange bestehende Lactasemangel als Erklärung für sämtliche von Cornell gefundenen Daten herangezogen werden könnte.

Einen weiteren Versuch der Detoxifizierung unternahm Phelan [60]: Durch Carbohydrasewirkung wurde der mengenmäßig unbedeutende Kohlenhydratanteil des Gliadins abgespalten. Der verbliebene Proteinanteil konnte in Expositionsversuchen als weniger toxisch klassifiziert werden. Dennoch blieb ein Rest Toxizität, und die Belastungszeiten waren aus technischen Gründen sehr kurz, so daß ein endgültiges Urteil über den Glykoproteinanteil des Gliadins als Träger der Toxizität bisher nicht möglich ist. Immerhin könnte eine spezifische Membranbindungsfähigkeit im Sinne eines Lectins durch eine solche Glykoproteinstruktur vorgebildet sein (s. Abschnitt 3.2.4). *Alle biochemischen Ansätze vermögen jedoch dem Problem der Cöliakiepathogenese bisher nicht näher zu kommen.*

Über die formale Pathogenese der Cöliakie ist in letzter Zeit wenig Neues berichtet worden. Es ist davon auszugehen, daß die sogenannte „Zottenatrophie" durch vermehrten Zellumsatz der Enterocyten mit enteroblastischer Hyperplasie entsteht, vergleichbar etwa der hämolytischen Anämie. In letzter Zeit haben einige Gruppen versucht, Bindeglieder zwischen biochemischen Veränderungen und morphologischer Schädigung der Dünndarmmucosa zu finden. So zeigte Peters in subcellulären Fraktionierungsversuchen, daß eine regelrechte „Organellenpathologie" bei Cöliakie besteht [58, 59]. Es zeigte sich eine *starke Schädigung des Bürstensaums und seiner Enzyme.* Dabei war die Verminderung der Aktivität einer β-Glucosidase noch in der Remission nachweisbar. Als Erklärung wird eine sehr verzögerte Restauration dieser Funktion ähnlich wie bei der Lactase angeführt, aber auch ein tiefergreifender Enzymdefekt dieser „Carbohydrase" [60] wäre denkbar. Lysosomale Enzyme zeigten eher vermehrte Aktivitäten. Alle anderen Organellen waren weniger betroffen, lediglich die Gruppe der „non-responsiven" erwachsenen Patienten zeigte auch Aktivitätsverminderungen im Bereich der Enzyme des endoplasmatischen Reticulums. Diese Veränderung war nach Behandlung mit Corticosteroiden reversibel.

Ward beobachtete [74] eine Verminderung der Paneth-Zellen und gleichzeitig auch der Lysozymaktivität in der Mucosa von Cöliakie-Patienten. Dieser biochemische Defekt wird in Verbindung mit der beeinträchtigten lokalen Abwehrreaktion des Dünndarms gegenüber Stimuli aus dem Darmlumen gebracht, aber auch mit der lokalen Wachstumsregulation der Enteroblasten und anderer Dünndarmzellen.

Gastrointestinale Hormone

Schließlich gibt es aus neuerer Zeit eine Reihe von Befunden der gastrointestinalen Hormone, die eine wichtige Rolle in der Physiologie und Pathologie des Dünndarms spielen. So zeigte Buchanan [9], wie die beeinträchtigten gastrointestinalen Funktionen bei Cöliakie abhängig von *Veränderungen der entsprechenden Hormone* sein können: Das gilt für die verminderte exokrine Pankreasfunktion wie für die verzögerte Gallenblasenentleerung und auch für die Zottenatrophie und geänderte Dünndarmmotilität. Alle hormonellen Veränderungen hält der Autor jedoch für sekundär. Bloom konnte [7] ein für die Cöliakie spezifisches Muster an veränderten gastrointestinalen Enzymen zeigen: Die Sekretion von Secretin, Cholecystokinin, GIP (gastroinhibitorisches Polypeptid) aus dem Duodenum ist vermindert. Hingegen zeigt sich eine vermehrte Ausschüttung von Enteroglucagon. Es wird vermutet, daß der vermehrte Enterocytenumsatz eine Funktion dieses vermehrt ausgeschütteten Hormons ist. Allerdings gibt es dafür noch wenig Belege bis auf Einzelbeobachtungen an Patienten mit Enteroglucagon-produzierenden Tumoren. Ein ebenfalls spezifisch bei Cöliakie gefundenes Hormonmuster zeigte das 5-Hydroxytryptamin (5-HT) und auch die enterochromaffinen Zellen des Dünndarms [13]. Diese Zellen sind hyperaktiv bei Cöliakie, und sie schütten vermehrt 5-HT mitsamt dessen Metaboliten aus. Es wird spekuliert, daß ähnlich wie im Tierversuch dieses 5-HT die lokale Zellkinetik in ihrer Regulation beeinflußt.

Bedeutung ungewiß

Auch die biochemisch-hormonal orientierten Gruppen konnten bisher allerdings nur wenig kohärente Daten liefern, deren *pathogenetische Bedeutung für die Cöliakie ungewiß* bleibt. Zahlreich sind die immunologischen Einzelbeobachtungen aus neuerer Zeit, die sich mit der Cöliakie-Pathogenese beschäftigen [18, 29, 78]. Aber auch über die Einzelbeobachtung hinaus lassen sich *übergreifende immunologische Veränderungen* erkennen, die eine primäre Immunopathogenese der Cöliakie immer wahrscheinlicher werden lassen, auch wenn dem Problem der Pathogenese eine übergreifende Betrachtungsweise unter Einbeziehung der verschiedenen Theorien am angemessensten erscheint (s. Abschnitt 3.2.4).

Immunologische Theorie

Immunpathogenese wahrscheinlicher

Als allgemeiner Hinweis auf die *Bedeutung des Dünndarmassoziierten lymphatischen Gewebes (GALT)* bei der Cöliakie wird die erhöhte Incidenz von Malignomen, Lymphomen wie Carcinomen, nach langem Krankheitsverlauf verstanden, wie sie Holmes [33] an einem Kollektiv von 202 Patienten berichtet. Dabei erschien die Einhaltung der glutenfreien Diät ohne Auswirkung auf die Malignomrate, was einen selbständigen Prozeß vermuten läßt. Dieser könnte zum einen in einer Hyperreaktivität des GALT gesehen werden oder zum anderen in einer Entgleisung der lokalen immunologischen

Erkennungs- und Vernichtungsmechanismen von Tumorzellen.

Wie vor allem nach elektronenmikroskopischen Untersuchungen von Shiner [62] schon länger bekannt, gehen Veränderungen am immunkompetenten Gewebe des Dünndarms den enterocytären Veränderungen voraus. Insofern ergibt sich eine morphologische Verknüpfung zwischen Epithelzellveränderungen und GALT-Reaktion.

Humorale Immunphänomene

Ausgehend von der **lymphoplasmacellulären Infiltration der Lamina propria** des Jejunums, unternahm Lancaster-Smith [43, 44] es, diese Infiltrationen genauer zu analysieren, jeweils nachdem Patienten mit glutenhaltiger Kost belastet worden waren. Es wurde in der Lamina propria eine verminderte Anzahl an Lymphocyten gefunden. Gleichzeitig waren die intraepithelialen Lymphocyten (s. unten) vermehrt. In der Lamina propria war eine Zellverschiebung zugunsten der Plasmazellen und Eosinophilen zu finden, solange die Belastung andauerte. Demnach sind also **verschiedene Zellen des GALT an den Reaktionen auf Gluten** bei Cöliakie **beteiligt.**

Anstieg der IgM-Zellen wegen gestörter IgA-Zellreaktion

Eine immunhistochemische Klassifikation der lokalen Plasmazellen ergab das Überwiegen der IgM-tragenden Zellen, soweit es den Anstieg nach Belastung betraf. Auch noch unter Diät blieben die IgM-Plasmazellzahlen gegenüber Normalkontrollen vermehrt. Es wird postuliert, daß die **primäre IgA-Zellreaktion** des lokalen sekretorischen Immunoglobulinsystems bei Cöliakie **gestört** ist und in gewisser Weise **durch IgM-Zellen kompensiert** wird. Auch bei Erwachsenen fanden die gleichen Autoren [45] ähnliche Veränderungen, die außer dem IgM- und IgA-Zellsystem auch das Komplementsystem betrafen (C'3).

In methodisch sehr überzeugenden Ansätzen zeigten Brandtzaeg [8] und Baklien [6] einen Anstieg der IgA-, IgM- und IgG-tragenden Plasmazellen, wobei der Anstieg 2,4–4,6- und 6,5-fache Zellzahlen ergab. Die absolute Zahl der IgA-Zellen blieb jedoch wie auch bei Normalkontrollen überwiegend. Diese Veränderungen waren nicht spezifisch für die Cöliakie. Bei einem Patienten jedoch konnte eine **lokale Glutenantikörpersynthese** in der Immunfluorescenz bei Cöliakie nachgewiesen werden mit der überwiegenden Spezifität IgA (60%) und zum Teil (40%) auch IgG. Auch wenn die absoluten Zahlen der Glutenantikörper-produzierenden Zellen klein waren, kann doch von hier eine Immunreaktion primärer Art ihren Ausgang nehmen.

Komplement-
veränderungen Scott konnte zusätzlich zu den beschriebenen Immunglobulinveränderungen auch Komplementveränderungen beschreiben [61], auch wenn solche Resultate methodisch bisher starker Kritik unterliegen. An der Basalmembran und extracellulär auch in der Lamina propria wurden Ablagerungen von IgA und Komplement (C'3 und C'1q) beobachtet. Aus dem granulären Immunfluorescenzmuster wurde eine Immunkomplexformation vermutet. Auch in frischen Sera von Patienten mit Cöliakie zeigten sich nach Teisberg [71] **Komplementverschiebungen:** Die C'3-Aktivierungsprodukte C'3b^i sowie C'3c waren bei allen Patienten nachweisbar, nur 18% zeigten Aktivierungsfaktor B des *„alternate pathway".* Serumspiegel des C'3 und C'4 waren unter Belastung reduziert. Es ergibt sich eine Aktivierung von Komplementfaktoren vorwiegend des „classical pathway" durch eine lokale humorale Immunreaktion auf Gluten, wie sie von anderen Autoren (s. oben) gefunden wurde.

Anzeichen dafür, daß auch der „alternate pathway" beschritten wird, fand massey [50]. C'3-Abbauprodukte und Faktor B traten nach Glutenstimulation in normalen Serumkontrollen auf, auch wenn der „classical pathway" durch C'2-Verlust ausgeschaltet war. Es wird aus diesen Befunden an Normalsera abgeleitet, daß Gluten imstande ist, nach Komplexbildung und IgA-Antikörperformation sowie nach Wanderung zu

Komplement-
aktivierung
mit Gewebs-
schädigung
(Arthus-
Reaktion) verschiedenen Zielorganen (Jejunum, Haut), eine Komplementaktivierung des C'3 mit nachfolgender Gewebsschädigung in Gang zu setzen. Die postulierten Immunkomplexe fanden Kávai und Mohammed [41, 52] mit modernen Methoden in Cöliakie-Seren. Es wurden multiple Typen dieser Immunkomplexe beschrieben. Als **Immunglobulinbestandteile erschienen IgG und IgM.** Ein Antigenbestandteil konnte bisher nicht identifiziert werden, es wird jedoch in Gluten oder einem Abbauprodukt vermutet. Die Veränderungen waren nicht abhängig von einer glutenfreien Diät und zeigten auch keinen Bezug zur klinischen Ausprägung des Krankheitsbildes. Sie sprechen jedoch in ihrer Gesamtheit für eine **Arthus-Reaktion,** die zumindest sekundär nach lokaler Immunreaktion die Gewebsschädigung vermittelt. Diese Vorstellungen werden durch ältere elektronenoptische Daten gestützt.

Haut-
reaktionen Ein weiteres Indiz für die Reaktion vom Arthus-Typ stellen die aus jüngster Zeit mit speziellen Fraktionen gefundenen Hautreaktionen bei Cöliakie dar. So konnte Baker [5] **nach Injektion einer Glutendigestionsfraktion** nach 5–8 Std. in 52%

der Fälle mit unbehandelter Cöliakie eine *Hautreaktion* finden, die mittels Histologie und Immunfluorescenzhistologie als Reaktion *vom Arthus-Typ* klassifiziert werden konnte. Es wurde am Ort der Reaktion eine Ansammlung von Immunglobulin und C' 3 gefunden. Gleichzeitig zeigte sich eine *feste Beziehung zwischen Hautreaktion und Serum-Gluten-antikörperbefunden.* Anand [1] fand sogar bei allen Patienten mit einer nach Dissanayake (s. oben) präparierten Fraktion entsprechende Hautreaktionen, so daß dem Test eine Screeningfunktion zukommen könnte. Es häufen sich jedoch inzwischen Mitteilungen [46, 49], die recht viele unspezifische Hautreaktionen vom gleichen Typ auch bei gesunden Kontrollpersonen beschrieben. Die Bedeutung für die Pathogeneseforschung bleibt davon weniger berührt als die klinische Verwendungsfähigkeit der Hauttestung.

Antikörper gegen Weizenproteine

Seit langem gibt es Hinweise auf die Bildung von Antikörpern gegen Weizenproteine, die dann im Serum auftreten. Erst in neuerer Zeit jedoch sind diese Befunde durch Einführung der Immunfluorescenztechnik in das Nachweisverfahren reproduzierbar und empfindlich genug geworden, so daß dem Nachweis bei Cöliakie auch eine gewisse diagnostische Bedeutung beizumessen ist. Bürgin-Wolff [10] zeigte das Auftreten von *IgG-Antigliadin bei 83% der Kinder mit Cöliakie.* IgA- und IgM-Antikörper fanden sich seltener. Kontrollen mit Malabsorption wiesen nur zu 4% positive Befunde auf. Zugleich zeigten sich in der Immunfluorescenz Kuhmilchantikörper bei fast allen Cöliakie-Patienten und vielen Kontrollen. Eterman [26, 27] konnte an Weizenkornschnitten ebenfalls vorwiegend IgG-Antikörper gegen Weizenproteine nachweisen. Erstaunlicherweise wiesen Kinder mit Cöliakie zu 100%, Erwachsene jedoch nur zu 50% solche Antikörper unter Normalkost auf. Bei bis zu 50% verschiedener Kontrollpatienten mit Malabsorption oder Störungen der Mucosabarriere (Colitis, Morbus Crohn) traten ebenfalls Weizenantikörper auf, so daß bezüglich der *Spezifität* der Befunde deutliche *Einschränkungen* gemacht werden mußten. Stern [65, 66] konnte mittels semiquantitativer Auswertung an Gliadinbeladenen Erythrocyten genauere Zuordnungen zu den untersuchten klinischen Gruppen treffen: Alle Kinder mit florider Cöliakie zeigten hohe IgG-Antigliadintiter. Unter Diät fand sich kurzfristig ein Titeranstieg und langfristig (mehr als 3 Monate) ein langsamer Titerabfall. Kontrollen mit Malabsorption ohne morphologische Dünndarmveränderungen wiesen zu 52% niedrige Titer auf. Es ergab sich die klinische Verwendbarkeit des Tests im Vorfeld der Dünndarmbiopsie und in der Kontrolle der Kinder unter Diät und Belastung, so wie sie durch die heute gültigen diagnostischen Kriterien (s. oben) gefordert wird. In weiteren Spezifitätsanalysen zeigten sich **überwiegend IgG-, jedoch auch IgM-, IgA, und selten IgE-Gliadinantikörper.** Als Antigen wirkten sowohl die Cöliakie-auslösenden α-Gliadine als auch die harmlosen Weizenalbumine und -globuline, so daß daraus eine Divergenz zwischen pathogenen und immunogenen Eigenschaften der Weizenproteine für Individuen mit Cöliakie abgeleitet wurde. Eine pathogenetische Bedeutung ergab sich aus diesen Versuchen für die Gliadinantikörper nicht, obwohl bei der Vielfalt der Antigene und Immunoglobulinklassen nicht ausgeschlossen werden konnte, daß eine **lokale Antikörperbildung** sehr wohl **an der Pathogenese primär beteiligt** ist.

Reticulin-antikörper

Als eine besondere Form der Nahrungsantikörper konnten **Reticulinantikörper,** die keine Speciesspezifität besitzen, in bis zu 100% der Kinder mit florider Cöliakie nachgewiesen werden. Williamson [77] untersuchte ein größeres Kollektiv und fand IgG-Antikörper gegen Reticulin mit verschiedenen Fluorescenzmustern bei nur 30% der Patienten mit Cöliakie ohne wesentlichen Unterschied bezüglich der etwa eingehaltenen Diät. 9% einer gemischten Hospitalpopulation zeigte ebenfalls solche Antikörper. IgA-Antireticulin fand sich nach Mallas [47] sehr viel spezifischer weder bei normalen noch bei gastrointestinal erkrankten Kontrollen, jedoch bei 76% der Cöliakie-Patienten unter Normalkost und auch in 20% ihrer Verwandten ersten Grades. Unter den durch Biopsie gesicherten, ebenfalls erkrankten Verwandten wiesen letztlich 77% IgA-Antireticulin auf. Damit war die Möglichkeit eines Familienscreenings durch diesen Test gegeben, obwohl es auch falsch negative und falsch positive Resultate gab. Eade [23] konnte zeigen, daß die Klassifizierung (IgA) und Bewertung des Fluorescenzmusters weitere Hinweise zur Differenzierung der Cöliakie von unspezifisch positiven Resultaten ergab. Timpl [72] wies nach, daß als antigen aktive Komponente bei den Reticulinantikörpern nicht die Kollagenkomponente fungiert.

Zellvermittelte Immun-reaktionen

Auch zellvermittelte Immunreaktionen sind vielfältig mit der Pathogenese der Cöliakie verknüpft. So faßte Ferguson [30] in einer großen Übersicht alle Befunde und Theorien der **intraepithelialen Lymphocyten (IEL)** zusammen: Bei Cölia-

T-lymphocyten vermehrt

kie, aber auch bei unspezifischen Enteropathien, findet sich eine Vermehrung der IEL unter Normalkost. Daran wird die Bedeutung dieser Zellen, die in engem funktionellem und morphologischem Kontakt mit den Enterocyten stehen, in der Auseinandersetzung mit immunogen aktiven Substanzen aus dem Darmlumen deutlich. Etwa *35%* dieser IEL sind funktionell *T-Lymphocyten.* Ihre Vermehrung ist zwar nicht primär entscheidend für die Cöliakie, sie zeigt aber die Reaktion auf der ersten Kontaktebene von Nahrungsantigen und Dünndarmmucosa an.

In einigen Tiermodellen [29] zeigt sich eine mögliche Verknüpfung von zellvermittelter Immunantwort und Enteropathie mit Zottenatrophie: So finden sich bei der Rejektion von Dünndarmtransplantaten und auch in der Reaktion des Dünndarms auf Antigene bestimmter Helminthen zunächst eine zellvermittelte Immunreaktion und dann eine Zottenatrophie wechselnden Grades. Solche Befunde sind natürlich nicht unmittelbar auf den Menschen übertragbar, zumal es kein Tiermodell der Cöliakie gibt.

Auch die *peripheren Lymphocyten* zeigen bei Cöliakie besondere Reaktionen: Holmes [32] konnte zeigen, daß die Digestionsfraktion III aus Gluten solche Lymphocyten stimulierte, die von Patienten unter Diät gewonnen waren. Unter Normalkost fand sich eine lange nicht so hohe Stimulierbarkeit. Erklärt wird dieser Unterschied in der Reagibilität peripherer Lymphocyten folgendermaßen: Bei intraluminalem Antigenangebot, d.h. unter Normalkost, findet eine Ablenkung sämtlicher stimulierbarer Lymphocyten aus dem Blut in den Dünndarm statt. Unter glutenfreier Diät werden solche Lymphocyten wieder freigegeben, und sie sind dann peripher nachweisbar.

Ähnliche Ergebnisse erzielte Sikora [64] mit der Digestionsfraktion B_2 (s. oben), nur war die Differenzierung der Kontrollgruppen bei Verwendung des fraktionierten Antigens noch sehr viel genauer möglich. Insofern scheint eine Verknüpfung der T-Zellreaktion mit der primären Immunpathogenese der Cöliakie wahrscheinlich.

Daß *T-Zellen vermehrt aus der Zirkulation herausgenommen* werden, wenn bei Cöliakie eine normale Kost gegeben wird, zeigten O'Donoghue [54] und Bullen [12]. Dabei kann es sich um einen Verlust durch Sequestration ins Darmlumen, aber auch um eine Umverteilung z. B. in die Organe des GALT (Lamina propria des Dünndarms, Mesenteriallymphknoten) handeln. Solche Veränderungen sind mit Sicherheit als sekundär einzustufen, da sie auch bei anderen Enteropathien vorkommen.

DNA-Synthese Einen weiteren Hinweis auf die Sequestration von DNA-produzierenden Zellen des peripheren Blutes in das Darmlumen fand Holmes [34]. Die DNA-Syntheserate war bei Cöliakie-Patienten im peripheren Blut deutlich geringer als bei Kontrollen. Auch hier schien neben dem Verlust der Prozeß des „homing to the gut" als Erklärung möglich zu sein.

Als Ausdruck der Beteiligung zellvermittelter Immunreaktionen wird die Synthese verschiedener Mediatoren, sogenannter Lymphokine, durch Lymphocyten verstanden. So zeigte Douwes [22] die **Produktion des Leukocyten-Migrations-Inhibitionsfaktors** (MIF) bei Cöliakie *in Abhängigkeit von* der Anwesenheit von **Gliadin,** während bei den Kontrollen MIF nicht zu beobachten war. Durch Proteinsyntheseinhibitoren konnte die Reaktion gehemmt werden, es handelt sich demnach um einen Proteinmediator. Auch die Digestionsfraktion des Glutens bewirkte nach Bullen [11] gesteigerte MIF-Synthese. Unter glutenfreier Diät war die Synthese weiter gesteigert, was mit dem Rückfluß sensibilisierter Zellen aus dem Dünndarm in die Zirkulation erklärt wurde. Die Spezifität der Reaktion ist experimentell bisher nicht genügend gesichert. Es scheint sich aber um ein Phänomen zu handeln, das sich bei Verwendung des entsprechend gereinigten Antigens, z. B. der Fraktion B_2, auch in der Diagnostik einsetzen läßt [3].

Lymphotoxin Eife [24] berichtete über die Produktion eines weiteren Lymphokins, des Lymphotoxins, durch Lymphocyten von Cöliakie-Patienten. Unter den Patienten gab es eine Gruppe mit verminderter und eine mit normaler Lymphotoxinproduktion. Die Verminderung ließ sich leicht mit einer verminderten Stimulierbarkeit peripherer Lymphocyten durch Phytohämagglutinin (PHA) korrelieren und spricht insofern für einen quantitativen oder qualitativen T-Zelldefekt bei Cöliakie. Unter Diät kehrte sich das Reaktionsmuster paradoxerweise um: Die Patienten mit normaler Lymphotoxinproduktion wiesen jetzt eine verminderte Reaktion auf und umgekehrt. Für diese Befunde gibt es bisher nicht die Spur einer Erklärung.

3.2.4 Synthese

Familienuntersuchungen, die auf der Dünndarmbiopsie basieren, wie die von Stokes [68], ergaben eine Prävalenz der Cöliakie unter den Verwandten ersten Grades von etwa 10%. Diese *Familiarität* ist sicher *multifaktoriell* bedingt; es wird immerhin die Existenz eines Gens postuliert, das für die Cöliakie prädisponiert. Dieses *Gen* muß nach den Befunden der Histocompatibilitätsantigene *in einem Kopplungsungleichgewicht* stehen *mit Genen,* die für die Ausprägung *von Membranreceptoren* codieren. Diese Membranreceptoren entsprechen den Histocompatibilitätsantigenen, die bei der Transplantatrejektion eine Rolle zu spielen scheinen. Ein solches Antigen ist das *HL-A-B8,* das *bei Cöliakie in etwa 60%–80%* der Fälle gegenüber 30% bei Kontrollen vorkommt [15]. Eine direkte Verbindung dieses Merkmals zur Cöliakie besteht jedoch nicht. Die Relevanz von Familienanalysen wird deutlich, wenn man sieht, daß auch das Risiko, an einem Malignom zu sterben, für Verwandte von Cöliakie-Patienten ersten Grades etwa das 1,5 fache gegenüber einer Normalpopulation beträgt [67]. Es wird angestrebt, über Merkmale wie die HL-A-Typen unter den Verwandten diejenigen herauszufinden, die besonders verdächtig auf eine Dünndarmläsion sind und einer Biopsie unterzogen werden müssen.

Aber auch andere Aspekte werden durch die Befunde aus der HL-A-Typisierung ableitbar: Dazu muß zunächst ergänzt werden, daß in neuerer Zeit noch weitere HL-A-Typen für Cöliakie sehr viel häufiger determinierend gefunden wurden als das HL-A-B 8. Dazu gehören das HL-A-DW3 [25, 42], das auch auf B-Lymphocyten zu finden ist, und ein spezifisches B-Zellantigen [48]. Beide Antigene scheinen nun primär mit dem Auftreten der Cöliakie gekoppelt zu sein, obwohl eine absolute Korrelation auch hier nicht besteht, Umgebungsfaktoren demnach noch hinzutreten müssen. Das mit der Typisierung DRw3 versehene B-Zellantigen ist nach der Arbeit von Ek [25] eng mit der HL-A-DW 3-Eigenschaft gekoppelt. Demgegenüber tritt die Bedeutung des HL-A-B 8 in den Hintergrund. In weiteren Familienuntersuchungen wurde nun die Relation der HL-A-Typen zum Auftreten der Cöliakie bestimmt. Falchuk [28] fand, daß der HL-A-Typ eine notwendige, aber keine ausreichende Bedingung für das Auftreten der Cöliakie war, zumal die Erkrankung auch unabhängig von HL-A-DW 3 in einer Familie vererbt wurde. Eine genetische

Erklärung erscheint auch deswegen nicht hinreichend, weil inzwischen einige in bezug auf Cöliakie diskordante monozygote Zwillinge referiert wurden.

Zwei Gene — Der *Vererbungsmodus* der Cöliakie ist nach der Studie von Pena [57] *multigenisch.* Zwei separate Gene codieren für das Auftreten der Krankheit. Das erkrankte Individuum muß *homozygot für* das bezeichnete *B-Zellantigen* sein. *Zusätzlich* muß das *HL-A-DW 3* vorhanden sein. Die theoretisch errechnete Prävalenz für die Cöliakie liegt um ein Vielfaches höher als die tatsächliche Zahl. Dies weist auf die Umgebungsfaktoren (Ernährung) in der Krankheitsentstehung, ohne die sämtliche genetischen Prädispositionen nicht zur Erkrankung führen können. Über einen möglichen Mechanismus, wie die beiden betroffenen Gene an der Entstehung der Cöliakie beteiligt sind, stellen Falchuk und Pena folgende Hypothese auf: Die zwei Gene codieren zusammen Proteinstrukturen an der Oberflächenmembran von lymphoiden Zellen, die eine spezifische Bindungsfähigkeit für Gluten besitzen. Als Folge dieser Bindung Membran – Gluten entsteht eine Immunreaktion und anschließend die Enterocytenläsion. Es ergibt sich somit eine Faktorenkette Familiarität – Histocompatibilitätsantigene und damit verbundene Gene – Membranreceptoren für Gluten – Cöliakie.

Hypothetische Cöliakieentstehung

Lectintheorie

Glykoprotein des Glutens an Enterocytenmembran gebunden

Lectine sind Phytohämagglutinine, die eine *spezifische Bindungsfähigkeit für Zelloberflächendeterminanten,* z. B. für Glykoproteine, Blutgruppensubstanzen etc., *haben.* Dafür, daß auch Weizenproteine ähnliche Eigenschaften haben können, spricht die Existenz eines „*Weizenkeimlectins"* (WGL). Nach den Arbeiten von Douglas [19, 20] wird *eine Glykoproteinkomponente des Glutens,* die nicht mit α-Gliadin verwandt ist, selektiv *an der Enterocytenmembran von Cöliakiemucosa gebunden.* Die Bindung ist durch einfache Zucker hemmbar. Das gebundene Bruchstück ist zudem „Cöliakietoxisch". Die inhaltliche Verbindung zur Detoxifikation des Gliadins durch Carbohydrase (s. oben) ist nicht zu verkennen. An Kontrollzellen normaler Probanden wurde die Glykoproteinkomponente nicht gebunden. Eine ähnliche epitheliale Gliadinbindung hatte, wenn auch mit unzureichender Methodik, Rubin bereits 1965 nachweisen können.

Welche Strukturen an der Enterocytenmembran erlauben die Gliadinbindung? Dazu führte Weiser [75, 76] folgende Befunde an: Unreife Glykoproteinkomplexe an jungen Zellmembranen ermöglichen (z. B. bei Tumorzellen oder Enteroblasten) die spezifische Bindung von Lectinen, z. B. des Concanavalins A. Bei Cöliakie resultieren solche unreifen Glykoproteinstrukturen aus dem erhöhten Zellumsatz von den intestinalen Krypten zu den Zotten. Das pathobiochemische Korrelat dazu ist eine *Glykosyltransferase,* die *überschießende Aktivität bei Cöliakie* zeigt. Fehlkonfigurierte Glykoproteinkomplexe resultieren an der Membran. Diese erlauben die Gliadinbindung ähnlich wie die eines Lectins. Es existieren bereits direkte Beweise für eine solche vermehrte Glykosyltransferaseadtivität bei Cöliakie auch in der diätbedingten Remission, was auf einen primären biochemischen Defekt im Gegensatz etwa zum Pepidasedefekt deutet. In dem Maße, wie die biochemische Störung der Galaktosyltransferase verknüpft ist mit einer lokalen Immunreaktion, scheint eine übergreifende Synthese der Theorien zur Pathogenese der Cöliakie möglich zu sein.

Primäre lokale Immunreaktion

In einer Serie von *Organkulturexperimenten* erhob Strober [69] eine Reihe von Befunden, die er zusammen mit hier bereits erwähnten Daten zu einer umfassenden immunpathogenetischen Theorie der Cöliakie verknüpfte [70].

In vitro kultivierter Dünndarm von Patienten mit Cöliakie zeigte bei „flachem" Ausgangsbefund eine Tendenz zur Normalisierung. Mit Gliadin in der Kultur blieb diese Normalisierung aus, wenn die Patienten zuvor in vivo mit Gluten belastet worden waren, also nicht in der Remission. Man postulierte deswegen einen nur in vivo erzeugten endogenen Effectormechanismus, der die Schädigung in vitro zu vermitteln vermochte. Ein solcher Faktor wurde experimentell nachgewiesen. Er war in gemischten Kulturen humoral übertragbar auf normale, in Remission befindliche Mucosa von Patienten. Seine Natur ist nicht völlig geklärt. Es könnte sich um ein Lymphokin oder um einen Antikörper handeln. Für die letztere Annahme spricht ein weiterer Versuch des gleichen Autors: Nach Glutenbelastung war in der Organkultur eine gesteigerte IgA- und IgM-Synthese nachweisbar. Die entstandenen Antikörper wiesen zum großen Teil Antigluten-Spezifität auf. Alle diese Effekte waren durch Corticosteroide in der Kultur hemmbar.

Initial lokale Immunreaktion der Darmschleimhaut

Obwohl, wie oben angeführt, einige methodische Kritik an den genannten Experimenten zu Recht geäußert wurde, bleiben noch genügend Fakten, die für eine *primäre lokale Immunreaktion auf den Glutenreiz als Initialreaktion bei der Cöliakie* sprechen. Mit Strober lassen sich nun bei Veränderungen an der Organeinheit der Dünndarmmucosa und des GALT afferente von efferenten Mechanismen in der Pathogenese der Cöliakie unterscheiden: Zu den Afferenzen gehört ein Membranreceptor an lymphoiden Zellen, der zu einer spezifischen Gliadinbindung führt. Konsequenz ist eine primäre lokale Immunreaktion. Auch an den Enterocyten existieren in der Afferenz Membranreceptoren, an die sich Gliadin ähnlich wie ein Lectin anlagern kann. So entsteht ein „target", eine Zielscheibe für sekundäre Effectormechanismen. Bedingt sind die Membrancharakteristiken an den Lymphoidzellen durch entsprechende Histocompatibilitätsantigene, an den Enterocyten durch einen biochemischen Defekt.

Reaktion: Cytolyse
Die Folge der primären lokalen Immunreaktion ist eine Kette von efferenten Mechanismen, die sowohl immunologische wie auch biochemische und morphologische Phänomene umfassen. Diese Mechanismen sind im Gegensatz zu den Veränderungen in der Afferenz nicht für Cöliakie spezifisch, bewirken aber letztlich die Cytolyse der Enterocyten und Zottenatrophie.

Literatur

Arbeiten, die nicht aus jüngster Zeit stammen, wurden nur dann aufgenommen, wenn ohne sie ein Verständnis der neueren Daten nicht möglich ist, oder wenn sie ganz entscheidende Fakten enthalten.

1 Anand BS, Truelove SC, Offord RE (1977) Skin test for coeliac disease using a subfraction of gluten. Lancet I: 118–120
2 Anand BS, Piris J, Truelove SC (1978) The role of various cereals in coeliac disease. Q J Med 47: 101–110
3 Ashkenazi A, Idar D, Handzel ZT, Ofarim M, Levin S (1978) An in-vitro immunological assay for diagnosis of coeliac disease. Lancet I: 627–629
4 Baker PG, Read AE (1976) Oats and barley toxicity in coeliac patients. Postgrad Med J 52: 264–268
5 Baker PG, Read AE (1976) Positive skin reactions to gluten in coeliac disease. Q J Med 45: 603–610
6 Baklien K, Brandtzaeg P, Fausa O (1977) Immunoglobulins in jejunal mucosa and serum from patients with adult coeliac disease. Scand J Gastroenterol 12: 149–159
7 Bloom SR, Polak JM, Besterman HS (1978) Gut hormone profile in coeliac disease: a characteristic pattern of pathology. In: McNicholl B, McCarthy CF, Fottrell PF (eds) Perspectives in coeliac disease. Lancaster MTP, pp 399–411
8 Brandtzaeg P, Baklien K (1976) Immunohistochemical studies of the formation and epithelial transport of immunoglobulins in normal and

diseased human intestinal mucosa. Scand J Gastroenterol Suppl 36 11: 1–45
9. Buchanan KD, O'Connor FC (1978) The role of the gastro-enteropancreatic (GEP) hormones in coeliac disease. In: McNicholl B, McCarthy CF, Fottrell PF (eds) Perspectives in coeliac disease. Lancaster MTP, pp 385–397
10. Bürgin-Wolff A, Hernandez R, Just M, Signer E (1976) Immunofluorescent antibodies against gliadin: a screenin test for coeliac disease. Helv Paediatr Acta 31: 375–380
11. Bullen AW, Losowsky MS (1978) Cell-mediated immunity to gluten fraction III in adult coeliac disease. Gut 19: 126–131
12. Bullen AW, Losowsky MS (1978) Lymphocyte subpopulations in adult coeliac disease. Gut 19: 892–897
13. Challacombe DN, Robertson K (1977) Enterochromaffin cells in the duodenal mucosa of children with coeliac disease. Gut 18: 373–376
14. Cornell HJ, Rolles CJ (1978) Further evidence of a primary mucosal defect in coeliac disease. In vitro mucosal digestion studies in coeliac patients in remission, their relatives, and control subjects. Gut 19: 253–259
15. Dennis NR, Stokes CR (1978) Risk of coeliac disease in children of patients and effect of HLA genotype. J Med Genet 15: 20–22
16. De Rooij FWM, van Duyn W, Lems-van Kan PH, Hekkens WThJM (1978) The heterogeneity of alpha-gliadin. In: McNicholl B, McCarthy CF, Fottrell PF (eds) Perspectives in coeliac disease. Lancaster MTP, pp 17–24
17. Dissanayake AS, Jerrome DW, Offord RE, Truelove SC, Whitehead R (1974) Identifying toxic fractions of wheat gluten and their effect on the jejunal mucosa in coeliac disease. Gut 15: 931–946
18. Douglas AP (1975) The immunological basis of coeliac disease. Front Gastrointest Res 1: 49–73
19. Douglas AP (1975) Coeliac disease: a new aetiological hypothesis and possibly a new treatment. Gut 10: 825
20. Douglas AP (1976) The binding of a glycopeptide component of wheat gluten to intestinal mucosa of normal and coeliac human subjects. Clin Chim Acta 73: 357–361
21. Douglas AP, Booth CC (1970) Digestion of gluten peptides by normal human jejunal mucosa and by mucosa from patients with adult coeliac disease. Clin Sci 38: 11–25
22. Douwes FR, Lippmann-Nielsen I, Hanke R (1977) Gliadin-induzierte Migrationshemmung peripherer Leukozyten in der Agaroseplattentechnik bei Patienten mit Coeliakie. Dtsch Med Wochenschr 102: 721–724
23. Eade OE, Lloyd RS, Lang C, Wright R (1977) IgA and IgG reticulin antibodies in coeliac and non-coeliac patients. Gut 18: 991–993
24. Eife R, Enders A, Bertele R, Löhrs U, Hübner G, Albert ED, Harms HK (1978) Lymphotoxin production by peripheral blood lymphocytes in inactive and reactivated coeliac disease. In: McNicholl B, McCarthy CF, Fottrell PF (eds) Perspectives in coeliac disease. Lancaster MTP, pp 185–194
25. Ek J, Albrechtsen D, Solheim BG, Thorsby E (1978) Strong association between the HLA-DW 3 – related B cell alloantigen DRW 3 and coeliac disease. Scand J Gastroenterol 13: 229–233
26. Eterman KP, Feltkamp TEW (1978) Antibodies to gluten and reticulin in gastrointestinal diseases. Clin Exp Immunol 31: 92–99

27 Eterman KP, Hekkens WThJM, Pena AS, Lems-van Kan PH, Feltkamp TEW (1977) Wheat grains: a substrate for the determination of gluten antibodies in serum of gluten-sensitive patients. J Immunol Methods 14: 85–92
28 Falchuk ZM, Katz AJ, Shwachman H, Rogentine GN, Strober W (1978) Gluten-sensitive enteropathy: genetic analysis and organ culture study in 35 families. Scand J Gastroenterol 13: 839–843
29 Ferguson A (1976) Celiac disease and gastrointestinal food allergy. In: Ferguson A, MacSween RNM (eds) Immunological aspects of the liver and gastrointestinal tract. Lancaster MTP, pp 154–202
30 Ferguson, A: Intraerithelial lymphocytes of the small intestine. Gut 18: 921–937
31 Hauri HP, Kedinger M, Haffen K, Gaze H, Hadorn B, Hekkens W (1978) Re-evaluation of the technique of organculture for studying gluten toxicity in coeliac disease. Gut 19: 1090–1098
32 Holmes GKT, Asquith P, Cooke WT (1976) Cell-mediated immunity to gluten fraction III in adult coeliac disease. Clin Exp Immunol 24: 259–265
33 Holmes GKT, Stokes PL, Sorahan TM, Prior P, Waterhouse JAH, Cooke WT (1976) Coeliac disease, gluten-free diet, and malignancy. Gut 17: 612–619
34 Holmes GKT, Bratt PM, Ling NR, Cooke WT (1977) DNA-synthesizing cells in the blood in coeliac disease and inflammatory bowel disease. Clin Exp Immunol 28: 484–489
35 Hudson DA, Cornell HJ, Purdham DR, Rolles CJ (1976) Non-specific cytotoxicity of wheat gliadin components towards cultured human cells. Lancet I, 339–341
36 Hudson DA, Anderson CM, Cooper BT (1977) A new experimental system for the study of the pathogenesis of coeliac disease. Lancet I: 511–512
37 Jones PE, L'Hirondel C, Petersen TJ (1978) Sequential biochemical studies in coeliac disease using jejunal organ culture techniques. In: McNicholl B, McCarthy CF, Fottrell PF (eds) Perspectives in coeliac disease. Lancaster MTP, pp 111–120
38 Jos J, Charbonier L, Mougenot JF, Mossé J, Rey J (1978) In vitro assessment of gluten toxicity by organ culture of human duodenal mucosa. In: McNicholl B, McCarthy CF, Fottrell PF (eds) Perspectives in coeliac disease. Lancaster MTP, pp 75–90
39 Kasarda DD, Qualset CO, Mecham DK, Goodenberger DM, Strober W (1978) A test of toxicity of bread made from wheat lacking alpha-gliadins coded for by the 6A chromosome. In: McNicholl B, McCarthy CF, Fottrell PF (eds) Perspectives in coeliac disease. Lancaster MTP, pp 55–62
40 Katz AJ, Falchuk ZM (1978) Definitive diagnosis of gluten-sensitive enteropathy. Use of an in vitro organ culture model. Gastroenterology 75: 695–700
41 Kávai M, Csorba S, Szabolos M, Jezerniczky J (1977) Circulating immune complexes in coeliac disease. Lancet I: 1263
42 Keuning JJ, Pena AS, van Leeuwen A, van Hooff JP, van Rood JJ (1976) HLA-DW 3 associated with coeliac disease. Lancet I: 506–508
43 Lancaster-Smith M, Packer S, Kumar PJ, Harries JT (1976) Cellular infiltrate of the jejunum after re-introduction of dietary gluten in children with treated coeliac disease. J Clin Pathol 29: 587–591

44. Lancaster-Smith M, Packer S, Kumar PJ, Harries JT (1976) Immunological phenomena in the jejunum and serum after reintroduction of dietary gluten in children with treated coeliac disease. J Clin Pathol 29: 592–597
45. Lancaster-Smith M, Joyce S, Kumar P (1977) Immunoglobulins in the jejunal mucosa in adult coeliac disease and dermatitis herpetiformis after the reintroduction of dietary gluten. Gut 18: 887–891
46. Logan RFA, Ferguson A (1978) Skin tests for coeliac disease. Lancet II: 1042–1043
47. Mallas EG, Williamson N, Cooper BT, Cooke WT (1977) IgA class reticulin antibodies in relatives of patients with coeliac disease. Gut 18: 647–650
48. Mann DL, Katz SI, Nelson DL, Abelson LD, Strober W (1976) Specific B-cell antigens associated with glutensensitive enteropathy and dermatitis herpetiformis. Lancet I: 110–111
49. Marks J, Young S (1978) Skin tests for coeliac disease. Lancet II: 1303
50. Massey A, Capner PM, Mowbray JF (1977) Activation of the alternative pathway by gluten. A possible aetiological in dermatitis herpetiformis. Immunology 33: 339–342
51. McNicholl B, Egan-Mitchell B, Stevens F, Keane R, Baker S, McCarthy CF, Fottrell PF (1976) Mucosal recovery in treated childhood celiac disease (gluten-sensitive enteropathy). J Pediatr 89: 418–424
52. Mohammed I, Holborow EJ, Fry L, Thompson BR, Hoffbrand AV, Stewart JS (1976) Multiple immune complexes and hypocomplementaemia in dermatitis herpetiformis and coeliac disease. Lancet II: 487–490
53. Morrice McCrae W, Eastwood MA, Martin MR, Sircus W (1975) Neglected coeliac disease. Lancet I: 187–190
54. O'Donoghue DP, Lancaster-Smith M, Laviniere P, Kumar PJ (1976) T cell depletion in untreated adult coeliac disease. Gut 17: 328–331
55. Offord RE, Anand BS, Piris J, Truelove SC (1978) Further subfractionation of digests of gluten. In: McNicholl, McCarthy CF, Fottrell PF (eds) Perspectives in coeliac disease. Lancaster MTP, pp 25–31
56. Packer SM, Charleton V, Keeling JW, Risdorn RA, Ogilvie D, Rowlatt RJ, Larcher VF, Harries JT (1978) Gluten challenge in treated coeliac disease. Arch Dis Child 53: 449–455
57. Pena AS, Mann DL, Hague NE, Heck JA, van Leeuwen A, van Rood JJ, Strober W (1978) Genetic basis of gluten-sensitive enteropathy. Gastroenterology 75: 230–235
58. Peters J, Jones PE, Wells G (1978) Analytical subcellular fractionation of jejunal biopsy specimens: enzyme activities, organelle pathology and response to gluten withdrawal in patients with coeliac disease. Clin Sci Mol Med 55: 285–292
59. Peters TJ, Jones PE, Jenkins WJ, Wells G (1978) Analytical subcellular fractionation of jejunal biopsy specimens: enzyme activities, organelle pathology and response to corticosteroids in patients withnon-responsive coeliac disease. Clin Sci Mol Med 55: 293–300
60. Phelan JJ, Stevens FM, Cleere WF, McNicholl B, McCarthy CF, Fottrell PF (1978) The detoxification of gliadin by enzymic cleavage of a sidechain substituent. In: McNicholl B, McCarthy CF, Fottrell PF (eds) Perspectives in coeliac disease. Lancaster MTP, pp 33–39
61. Scott BB, Scott DG, Losowsky MS (1977) Jejunal mucosal immunoglobulins in untreated coeliac disease. J Pathol 121: 219–223

62 Shinor M (1973) Ultrastructural changes suggestive of immune reactions in the jejunal mucosa of coeliac children following gluten challenge. Gut 14: 1–12
63 Shmerling DH, Hadorn B (1978) Zöliakie: Diagnostik und Langzeittherapie. Schweiz Med Wochenschr 108: 665–667
64 Sikora K, Anand BS, Truelove SC, Ciclitira PJ, Offord RE (1976) Stimulation of lymphocytes from patients with coeliac disease by a subfraction of gluten. Lancet II: 389–391
65 Stern M, Fischer K, Grüttner R (1979) Immunofluorescent serum gliadin antibodies in children with coeliac disease and various malabsorptive disorders. I. Technique, clinical evaluation and diagnostic use of a gliadin antibody assay using pyruvic aldehyde-treated human red cells. Eur J Pediatr 130: 155–164
66 Stern M, Fischer K, Grüttner R (1979) Immunofluorescent serum gliadin antibodies in children with coeliac disease and various malabsorptive disorders. II. Specificity of gliadin antibodies: Immunoglobulin classes, immunogenic properties of wheat protein fractions and pathogenic significance of food antibodies in coeliac disease. Eur J Pediatr 130: 165–172
67 Stokes PL, Prior P, Sorahan TM, McWalter RJ, Waterhouse JAH, Cooke WT (1976) Malignancy in relatives of patients with coeliac disease. Br J Prev Soc Med 30: 17–21
68 Stokes PL, Ferguson R, Holmes GKT, Cooke WT (1976) Familial aspects of coeliac disease. Q J Med 45: 567–582
69 Strober W, Falchuk ZM, Regentine GN, Nelson DL, Klaeveman HL (1975) The pathogenesis of gluten-sensitive enteropathy. Ann Intern Med 83: 242–256
70 Strober W (1978) An immunological theory of gluten-sensitive enteropathy. In: McNicholl B, McCarthy CF, Fottrell PF, (eds) Perspectives in coeliac disease. Lancaster MTP, pp 169–183
71 Teisberg P, Fausa O, Baklien K, Akesson I (1977) Complement system studies in adult coeliac disease. Scand J Gastroenterol 12: 873–876
72 Timpl R, Wick G, Granditsch G (1977) Reticulin autoantibodies in childhood coeliac disease not directed against type III collagen. Clin Exp Immunol 28: 546–547
73 Walker-Smith JA, Kilby A, France NE (1978) Reinvestigation of children previously diagnosed as coeliac disease. In: McNicholl B, McCarthy CF, Fottrell PF, (eds) Perspectives in coeliac disease. Lancaster MTP, pp 267–276
74 Ward M, Ferguson A, Eastwood MA (1979) Jejunal lysozyme activity and the Paneth cell in coeliac disease. Gut 20: 55–58
75 Weiser MM, Douglas AP (1976) An alternative mechanism for gluten toxicity in coeliac disease. Lancet I: 567–569
76 Weiser MM, Douglas AP (1978) Cell surface glycosyltransferases of the enterocyte in coeliac disease. In: McNicholl B, McCarthy CF, Fottrell PF (eds) Perspectives in coeliac disease. Lancaster MTP, pp 451–459
77 Williamson N, Asquith P, Stokes PL, Jowett AW, Cooke WT (1976) Anticonnective tissue and other antitissue antibodies in the sera of patients with coeliac disease compared with the findings in a mixed hospital population. J Clin Pathol 29: 484–494
78 Wright R (1977) Coeliac disease and gastrointestinal allergy. In: Wright R (ed) Immunology of gastrointestinal and liver disease. London, Arnold, pp 27–44

3.3 Darmtuberkulose (W. Dick)

3.3.1 Häufigkeit

Die Darmtuberkulose ist nach dem 2. Weltkrieg wesentlich seltener geworden, bedingt durch Früherkennungsmaßnahmen und den Einsatz hochwirksamer Tuberculostatica.

3.3.2 Definition

Primäre Darmtuberkulose wird hervorgerufen durch Milchinfektion mit dem Mycobacterium bovis oder tritt *sekundär* auf als tuberkulöse Enterocolitis im Rahmen einer Lungentuberkulose durch hämatogene Streuung oder canaliculäre Ausbreitung.

3.3.3 Pathologisch-anatomische Befunde

Formen Es wird zwischen einer *ulcerösen und hyperplastischen Form der Darmtuberkulose* unterschieden. Die bevorzugte Lokalisation ist der Ileocöcalbereich; bei der häufigeren ulcerösen Darmtuberkulose finden sich quergestellte, zirkulär verlaufende Schleimhautulcera mit verdickten Randbezirken, mit subserös und submucös gelegenen Tuberkeln. Die Mesenteriallymphknoten können im ausgedehnten Fall verkäsen bzw.
Histologie Tuberkelbakterien zeigen. Makroskopisch sind sie vergrößert und können verbacken sein. Das histologische Bild der ulcerösen Darmwand ist charakterisiert durch nahezu alle Wandschichten durchsetzende Ulcera, die Darmwandstruktur ist zerstört und durch ein Granulationsgewebe ersetzt, welches Tuberkel, Langhans-Riesenzellen und Tuberkelbakterien enthalten kann.

3.3.4 Klinische Symptomatik

Haut-/Schleimhautblässe, Gewichtsverlust, leichtere Durchfälle im Wechsel mit Obstipation, subfebrile Temperaturen sowie ein geringgradiger Druckschmerz im rechten Unterbauch werden beobachtet. Die wichtigsten blutchemischen

Befunde sind eine mittelgradig erhöhte Blutsenkung, ein erheblicher Eisenmangel sowie in der Elektrophorese eine Hypalbuminämie bei stark erhöhten α_2- und γ-Globulinen.

3.3.5 Differentialdiagnose

Darm-Tbc und Morbus Crohn

90% der Fälle im Ileocoecum

Beim **Morbus Crohn** findet sich eine transmurale Entzündung, die zu Stenosen und Strikturen, vor allem aber zu inneren und äußeren *Fisteln* führen kann. Bei der **Darmtuberkulose** hingegen wird die Muscularis propria gewöhnlich nicht überschritten, *Fisteln sind sehr selten.* Die intestinale Tuberkulose manifestiert sich zu 90% in der *Ileocöcalregion*, wobei Veränderungen am Dickdarm zumeist mehr ausgeprägt sind als am Dünndarm. Beim Morbus Crohn hingegen kann das Coecum ausgespart sein oder die pathologisch-anatomischen Veränderungen sind hier weniger deutlich vorhanden. Ebenso sprechen ein *diskontinuierlicher Darmbefall* und ein exzentrischer Befall der Darmwand mehr für einen *Morbus Crohn.*

3.3.6 Diagnostik

1. Kontaktperson zu einem Patienten mit offener Lungentuberkulose?
2. Sagittale und seitliche Röntgen-Thoraxaufnahme, verkalkter Primärkomplex, frische Infektion?
3. Tuberculintestung bis GT 10.
4. Dreifache Untersuchung des Magenspülwassers auf säurefeste Stäbchen sowie Anlegen einer Kultur.
5. Stuhluntersuchung auf Tuberkelbacillen.
6. Colonkontrasteinlauf und Magen-Darm-Passage.
7. Coloskopie mit dem Versuch einer Gewebeentnahme aus der betroffenen Ileocöcalregion.
8. Besteht weitere diagnostische Unklarheit, ob eine Ileocöcaltuberkulose vorliegt, Probelaparotomie mit Gewebsentnahme aus Mesenterial-, Serosalymphknoten und makroskopische Begutachtung der befallenen Ileocöcalregion.
9. Falls (8) nicht möglich, Diagnose ex juvantibus mit Tuberculostatica. [4].

Röntgen: Darm-Tbc

Die wichtigsten radiologischen Befunde bei der **Darmtuberkulose** bestehen in einer Wandunregelmäßigkeit des terminalen

Ileums, Coecums und des proximalen Colon ascendens. Bei Schleimhautulcerationen können Kontrastmitteldefekte und fehlende Elastizität der Darmwand beobachtet werden. Schrumpfungsvorgänge können am Coecumpol zu erkennen sein, Einengungen des Darmlumens können zu Stenosierungen führen. Beim *Morbus Crohn* sind charakteristische Zeichen u. a.: *segmentaler Befall* der Darmabschnitte, Pflasterrelief der Schleimhaut, Stenosierung des terminalen Ileums und u. U. innere Fistelgänge [8].

Morbus Crohn

Negativer Ausfall des Tuberculinhauttests kann bei anergischer Abwehrlage vorhanden sein und schließt keine Darmtuberkulose aus. Deshalb ist eine *Gewebeentnahme* aus den befallenen Darmabschnitten zur histologischen Untersuchung durchzuführen. Dies kann durch eine hohe Coloskopie erfolgen, die aber oft beim Kind nicht einfach ist, da mit den meisten Instrumenten nur die linke Colonflexur erreicht (s. Kap. 1.3) oder nicht ausreichendes Gewebematerial für die histologische Untersuchung gewonnen wird. In diesem Fall sind bei begründetem Verdacht eine Probelaparotomie mit Gewebsentnahme aus Mesenterial- oder Serosalymphknoten sowie eine makroskopische Begutachtung der befallenen Ileocöcalregion durchzuführen. Das Vorliegen einer Darmtuberkulose ist nur dann sicher, wenn Verkäsung und Tuberkelbakterien bei der histologischen Untersuchung im Gewebematerial nachgewiesen werden [1, 3].

Biopsie

3.3.7 Therapie

In der Bundesrepublik gab es 1973 34.471 Neuerkrankungen an aktiver Tuberkulose, darunter waren 2.994 Kinder bis 15 Jahre (8,68%). P. C. Schmid [5] empfiehlt die Einführung einer alternierenden Kombinationstherapie. Der besondere Vorteil dieser Therapie besteht einerseits darin, eine frühzeitige Resistenz gegen Tuberculostatica zu verhindern, andererseits deren Nebenwirkungen auf ein Mindestmaß zu beschränken. Die beim Erwachsenen übliche Dreierkombination von Tuberculostatica wird beim Kind mit seinen labilen Stoffwechselmechanismen nur bei Komplikationen und generalisierten Erkrankungen in der Intensivphase für kurze Zeit durchgeführt.

Kombinationsmedikation

Folgendes *Threapieschema* wird bei chronischer Organtuberkulose angewandt:

	Dauer (Monate)
a) *Intensivphase – Dreierkombination*	9–12
INH+RMP+EMB	3–4
INH+SM+EMB	3–4
INH+SM+PAS	3–4
b) *Stabilisierungsphase – Zweierkombination*	9–12
INH+RMP	3–4
EMB+PAS	3–4
RMP+SM	3–4

INH = Isonicotinsäurehydrazid, wichtigstes Basistherapeuticum
Nebenwirkungen: Paraesthesien, Magen-Darm-Störungen, hepatotoxische Schädigung
SM = Streptomycin
Nebenwirkungen: neurotoxische Schädigung des N. VIII
RMP = Rifampicin
Nebenwirkungen: geringe toxische Wirkung
EMB = Ethambutol
Nebenwirkungen: gastrointestinale Beschwerden, toxisch am Auge wegen Neuritis
PAS = Paraaminosalicylsäure
Nebenwirkungen: Magen-Darm-Störungen, allergische Reaktionen, Leberschädigung

3.3.8 Prophylaxe

Die in den letzten 5 Jahren erreichte Senkung der kindlichen Tuberkulosemorbidität auf 7–10/100.000 Kinder in Schleswig-Holstein könnte noch weiter verbessert werden, wenn mehr Kinder eine BCG-Impfung erhalten hätten. Von den 271 Kindern, die an Tuberkulose erkrankt waren, sind über 90% nicht geimpft worden. Solange die Erwachsenentuberkulose weiterhin beobachtet wird, sind **vorbeugende Maßnahmen** gegen die Tuberkulose bei Kindern **nötig** [6].

Cave: Verwechslung mit Morbus Crohn

3.3.9 Komplikationen

Komplikationen nach ulceröser Darmtuberkulose können sein: **Darmstenosierung und Blutung**. Verhängnisvoll ist die

Verwechslung der Darmtuberkulose mit einem Morbus Crohn, wenn dadurch medikamentös mit Corticosteroiden behandelt wird. Wie an dem Beispiel eines 9 Jahre alten, türkischen Mädchens deutlich wird, kann die Tuberkulose dann exacerbieren und zu einem fatalen Verlauf führen [4, 7].

Literatur

1 Burke GJ, Zafar SA (1975) Problems in distinguishing tuberculosis of bowel from Crohn's disease in Asians. Br Med J 4: 395
2 Carrera GF, Young S, Lewicki AM (1976) Intestinal tuberculosis. Gastrointest Radiol 1: 147
3 Connaughton FW, Jenner DA (1975) Ileocoecal tuberculosis. Med J Aust 2: 133
4 Dick W, Ijaiya K, Fohlmeister I, Galanski M, Gladtke E (1978) Die Darmtuberkulose und ihre differentialdiagnostische Abgrenzung zum Morbus Crohn im Kindesalter. Klin Pädiatr 190: 233
5 Schmid PC (1976) Zur Frühbehandlung der Tuberkulose. Kinderarzt 2: 117
6 Simon C, Krüger H (1975) Zur Situation der kindlichen Tuberkulose in Schleswig-Holstein von 1968–1973. Monatsschr Kinderheilk 123: 97
7 Tabrisky J, Kindstrom RR, Peters R, Lachmann RS (1975) Tuberculous enteritis. Am J Gastroenterol 63: 49
8 Zissu J, Filippini L (1975) The differential diagnosis of Crohn's disease by conventional radiological examination. Radiol Clin (Basel) 44: 557

4 Verschiedenes

4.1 Chirurgische Behandlung der chronischen Obstipation im Kindesalter (W. Lambrecht)

Indikationen Unter den vielen verschiedenen Formen der chronischen Obstipation im Kindesalter [11] erfordern das sekundäre Megacolon, das Megacolon congenitum (Morbus Hirschsprung) und die Analsphincterachalasie eine chirurgische Behandlung. In seltenen Fällen muß auch einmal ein Dolichocolon operativ behandelt werden. Diese verschiedenen Krankheitsbilder können dank der verfeinerten Diagnostik heute relativ sicher erkannt werden. Die Entscheidung, ob ein Kind mit einer chronischen Obstipation operiert werden muß, ist dadurch wesentlich erleichtert.

4.1.1 Diagnostik

Röntgen Hierbei sind Übersichtsaufnahmen des Abdomens sowie eine Colonuntersuchung mit Kontrastmittel erforderlich, wobei die *Doppelkontrastmethode* besonders ergiebig ist. Spätaufnahmen 24 und 48 Std. nach der Untersuchung können eine Kontrastmittel- bzw. Stuhlretention demonstrieren. Eine orale Kontrastmittelgabe ist gefährlich, da sie die klinische Symptomatik verstärken und evtl. zu einem Ileus führen kann.
Bei der *Defaecografie* im Anschluß an die Kontrastmitteluntersuchung wird die Fähigkeit zur spontanen und kompletten Defäkation geprüft. Durch Zugabe von 5–10 ml Dulcolax spezial zum Kontrastmittel kommt es nach Auffüllung des Colons zu einem kräftigen Stuhldrang. Das Kind wird dann auf einem Plastiktopf im seitlichen Strahlengang durchleuchtet, wobei die Kontinenz und die Öffnungsfähigkeit des Analkanals geprüft werden.

Manometrie S. S. 138.

Histochemie Die histochemische Untersuchung der Rectrumschleimhaut dient zur Diagnose eines Morbus Hirschsprung. Früher mußte ein Ganglienzellmangel nachgewiesen werden. Dies erforderte eine tiefe Darmwandbiopsie in Narkose mit der Gefahr der Blutung oder Perforation.

Durch die Entwicklung der histochemischen Diagnostik kann man *heute auf tiefgreifende Darmwandbiopsien verzichten.*

Auf die Aktivierung des extramuralen Parasympathicus in der Darmwand, insbesondere auf die erhöhte Acetylcholinesteraseaktivität in der Lamina propria mucosae bei Morbus Hirschsprung wurde erstmals von Kamijo et al. [15] hingewiesen. Meier-Ruge [21] erkannte die Gesetzmäßigkeit dieses histochemischen Befundes und führte den Nachweis der Acetylcholinesteraseaktivität an oberflächlichen Schleimhautbiopsien in die Routinediagnostik ein.

Oberflächliche Da die erhöhte Enzymaktivität bis in die Lamina propria
Biopsie mucosae reicht, brauchen *nur oberflächliche Schleimhautbiopsien* von der Größe eines Pfefferkorns entnommen zu werden. Die Entnahme wird *ohne Narkose* durchgeführt und erfolgt mit der Saugbiopsiesonde nach Dobbins[1]. Es werden mehrere Biopsien aus verschiedenen Höhen entnommen, wobei eine Probe möglichst weit distal im Rectum entnommen wird – je nach Alter des Kindes 10–25 mm proximal der anocutanen Grenze, da das enge Segment in jedem Fall bis an den Sphincter ani internus hinunterreicht und so auch ultrakurze enge Segmente erfaßt werden.

Es werden die hypertrophischen Fasern des extramuralen Parasympathicus in der Lamina propria mucosae mit *Steige-*
Acetylcholin- *rung der Acetylcholinesteraseaktivität* dargestellt [16]. Dies ist
esterase *für den Morbus Hirschsprung spezifisch* und ein sicheres Kriterium, denn *im normalen Darm ist die Acetylcholinesterase histochemisch praktisch nicht nachweisbar.* Wegen der exponentiellen Abnahme der extramuralen parasympathischen Innervation vom Rectum zur linken Flexur hin [20] ist diese Methode jedoch zur Beurteilung der Länge des aganglionären Segmentes nicht geeignet.

Die histochemische Untersuchung ist an speziell ausgerüstete Pathologische Institute gebunden. Im tiefgefrorenen Zustand können die entnommenen Saugbiopsien in Kühlbehältern

---

[1] Hersteller: Quinton Instrument Company, 3051 44th Avenue West, USA – Seattle, WA 98199

über große Distanz zu den entsprechenden Untersuchungsstellen geschickt werden.

4.1.2 Krankheitsbilder

Sekundäres Megacolon Stenosen
Die chronische Obstipation *durch mechanische Hindernisse* im Rectum- und Analbereich bereitet diagnostisch meist keine Schwierigkeiten. Ursachen sind Stenosen durch Tumoren (z. B. Steißteratome, Rectumduplikaturen), congenitale Analstenosen oder narbige Stenosen nach Analatresieoperationen, die nicht ausreichend bougiert wurden.

Diagnose
Eine Analstenose kann durch die *digitale Untersuchung* erkannt werden. Bei längerem Bestehen führt sie zu einem Megarectum und Megasigma; diagnostisch genügt ein *Colonkonstrasteinlauf.*
Auf manometrische und histochemische Untersuchung kann man meist verzichten.

Therapie
Die Behandlung richtet sich nach dem Ausmaß der Megarectum-Megasigma-Bildung. Ist diese nicht sehr ausgeprägt, genügt die *Beseitigung des mechanischen Hindernisses*. Tumore müssen operativ entfernt werden. Bei den Stenosen kann man eine operative und/oder Bougierungsbehandlung durchführen. Die alleinige Bougierungsbehandlung mit Hegar-Stiften hat nur bei weichen Stenosen Aussicht auf Erfolg. Sie erfordert Zeit und Geduld und muß über Monate fortgesetzt werden. Derbe Narbenstenosen verlangen primär eine Erweiterungsoperation in Form einer YV-Plastik, an die sich eine konsequente Bougierung anschließt.
Hat die Megarectum-Megasigma-Bildung ein bestimmtes Ausmaß überschritten, muß neben der Beseitigung der Stenose eine *Resktion des erweiterten Darmanteiles* vorgenommen werden, um das Reservoir für den stagnierenden Stuhl zu beseitigen.

Ektopischer Anus
Die Diagnose eines nach vorn verlagerten ektopischen Anus als Ursache einer hartnäckigen Obstipation kann dagegen große Schwierigkeiten bereiten [10, 17]. Die Symptome reichen meist bis zur Geburt zurück, beginnen manchmal aber auch erst beim Übergang auf feste Nahrung. Häufig ist die Defäkation schmerzhaft, manchmal besteht auch eine Überlaufinkontinenz.

Diagnose
Eine *genaue Inspektion klärt* in vielen Fällen die *Diagnose*. Die *Analöffnung* ist *nach vorn verlagert*. Bezugspunkte sind dabei

die Sitzbeinhöcker, die Steißbeinspitze und beim Mädchen die hintere Begrenzung des Scheidenvorhofes. Es besteht ein nach hinten ausladender Rectumblindsack, den man mit einem Hegar-Stift austasten kann und der auf den seitlichen Aufnahmen des Kontrasteinlaufes zur Darstellung kommt. Eine Analsphincterachalasie muß durch histochemische Untersuchungen und durch Elektromanometrie ausgeschlossen werden.

Therapie Führen konservative Maßnahmen nicht zum Erfolg, sollte diese Anomalie operativ korrigiert werden. Hendren [10], der 134 Fälle behandelt hat, meint, daß *viele Kinder mit „psychogener Obstipation" an dieser Anomalie* leiden.

Ganglienzelldysgenesien
Morbus Hirschsprung
Pathologie

Die wichtigste Form chronischer Obstipation infolge Ganglienzelldysgenesie ist der Morbus Hirschsprung (congenitales Megacolon). Dabei handelt es sich um eine Aplasie des intramuralen Parasympathicus (Auerbach- und Meissner Plexus) in dem befallenen Darmabschnitt als angeborene Entwicklungsstörung. Da die Einsprossung der Ganglienzellen des Plexus myentericus zwischen der 7. und 12. Embryonalwoche von oral nach aboral erfolgt [22], reicht das aganglionäre Segment vom Anus aus unterschiedlich weit oralwärts. Am häufigsten findet es sich im Rectosigmoid (60%). Es gibt jedoch alle Übergänge vom ultrakurzen engen Segment bis zur totalen Aganglionose des Colons (Zuelzer-Wilson-Syndrom), ja sogar Aganglionosen des gesamten Darmes.

Der extramurale Parasympathicus ist dagegen vorhanden. Seine Nervenfasern sind z. T. hyperplasiert. Durch die fehlenden Ganglienzellen des intramuralen Parasympathicus kommt es zu einer Enthemmung des extramuralen Plexus mit einer *permanenten Acetylcholinausschüttung* in dessen Nervenfasern. Die Folge ist eine *spastische Kontraktion der Ringmuskulatur* in dem befallenen Darmabschnitt. Diese funktionelle Stenose führt sekundär zur Koprostase mit Erweiterung und Muskelhypertrophie des oralwärts gelegenen, primär gesunden Darms, zum Megacolon.

Daneben besteht immer eine mehr oder weniger ausgeprägte *Analsphincterachalasie [25].*

Klinik Die chronische Obstipation bildet den Mittelpunkt der klinischen Symptomatik. Bei der Mehrzahl der Kinder entwickeln sich bereits in der Neugeborenenperiode Symptome einer *tiefsitzenden Darmobstruktion*. In leichten Fällen wird zwar Meconium und später Stuhl entleert, die Entleerung ist jedoch inkomplett, so daß sich im Laufe der Zeit Stuhl und Luft proximal des aganglionären Segmentes ansammeln. Das Gedeihen des Kindes hängt von der Fähigkeit ab, die Obstruktion zu überwinden und ausreichende Mengen Stuhl zu entleeren, damit genügend Nahrung zugeführt werden kann. Dieses Gleichgewicht ist oft unabhängig von der Länge des engen Segmentes. Die Gründe hierfür sind noch unbekannt.

Beim Säugling In der Neugeborenen- und Säuglingsperiode müssen *auch zwei akute Ereignisse an* einen Morbus Hirschsprung denken lassen:
1. die *Diarrhoe* und
2. die *Colonperforation.*

Enterocolitis bei Morbus Hirschsprung Paradoxerweise kann bei einigen Kindern eine Diarrhoe das hervorstechende Merkmal sein. Sie ist Symptom der Enterocolitis. Als ihre Hauptursache wurde von Bill und Chapman [3] die Obstruktion erkannt. Die schwere Enterocolitis bildet die *Haupttodesursache* des Morbus Hirschsprung *im Neugeborenenalter.* Ihre Mortalität beträgt auch heute noch 30%–50%.

Eine weitere bedrohliche Komplikation des Morbus Hirschsprung ist die *Colonperforation.* Dieses relativ *seltene Ereignis* tritt hauptsächlich in der Neugeborenenperiode auf. Ursache ist die Überdehnung des Darmes proximal des engen Segmentes.

Beim älteren Kind Beim älteren Kind wird meist das klassische Bild beobachtet. Leitsymptom ist die schwere chronische *Obstipation.* Eine *Enkopresis schließt* mit großer Sicherheit einen *Morbus Hirschsprung aus.* Die Kinder weisen im Laufe der Zeit einen erheblichen *Entwicklungsrückstand* auf. Das *aufgetriebene Abdomen* bildet einen scharfen Kontrast zu den dünnen Extremitäten.

Der *rectale* Untersuchungsbefund ist häufig charakteristisch.
Diagnose Der *Sphinctertonus ist erhöht,* die Rectumwand schmiegt sich dem Finger an. Das Rectum enthält *keinen Stuhl,* es sei denn, es handelt sich um ein ultrakurzes enges Segment. Typisch ist die explosionsartige Entleerung von Luft und Stuhl beim Herausziehen des Fingers bei kurzem Segment oder nach Einführen des Darmrohres nach Überwinden des engen Segmentes.

Röntgen Die *Röntgensymptome* des Morbus Hirschsprung basieren auf der Unfähigkeit des aganglionären Segmentes, eine normale propulsive Peristaltik aufzubringen und den Stuhl zu transportieren. Die Ausprägung typischer Röntgensymptome ist von der Dauer und Intensität der Obstruktion abhängig. Deshalb ergeben sich beim Neugeborenen und jungen Säugling besondere diagnostische Schwierigkeiten. Die Übersichtsaufnahmen zeigen einen *luftleeren Enddarm* (Region des engen Segmentes). Die *Kontrastuntersuchung* wird am besten *ohne Vorbereitung* durchgeführt, da jeder Reinigungseinlauf eine Weitstellung des engen Segmentes bewirken kann. Die *Doppelkontrastmethode* ist besonders ergiebig. Das enge Segment und die Übergangszone lassen sich so einwandfrei darstellen. Bei der *Defaecografie* zeigt sich eine Entleerungsverzögerung. Bei einem *ultrakurzen engen Segment* ergeben sich für das Röntgenverfahren diagnostische Grenzen.

Enges Segment

Biopsie
Die Rectumschleimhautbiopsie, die histochemisch untersucht wird, zeigt die für den Morbus Hirschsprung typische Erhöhung der Acetylcholinesterase in der Lamina propria mucosae.

Manometrie
Manometrisch ist der Morbus Hirschsprung durch verschiedene Merkmale charakterisiert:
1. fehlende Internus- und Kontinenzreaktion,
2. fehlende Fortleitung der propulsiven Wellen in das enge Segment,
3. stark erhöhtes anorectales Druckprofil und
4. fehlende Adaptationsreaktion.

Vor allem in der Diagnostik der *Hirschsprung-Fälle mit kurzem oder ultrakurzem Segment*, die gelegentlich röntgenologisch und bioptisch nicht sicher erfaßt werden können, ist die *Analdruckmessung* eine *hilfreiche Ergänzung*. Das gleiche gilt für den Nachweis dieser Erkrankung beim Neugeborenen, da die röntgenologische Darstellung eines typischen engen Segmentes in den ersten Lebenswochen nur selten gelingt.

Therapie
Die Therapie des Morbus Hirschsprung besteht in der Entfernung des engen Segmentes. Wir führen die *intraabdominelle Resektion* nach Rehbein durch, bei der gleichzeitig zur Behebung der Analsphincterachalasie eine kräftige *Sphincterdehnung* vorgenommen wird [23]. Die Operation wird frühestens im Alter von drei Monaten durchgeführt. Bereiten die Stuhlentleerungen bereits in der Neugeborenenperiode Schwierigkeiten, wird eine endständige Colostomie am Übergang zum ganglionären Darm angelegt.

Postoperative Kontrollen
Postoperativ sind regelmäßige Kontrollen außerordentlich wichtig. Diese erfolgen *alle 2–3 Monate*. Neben der genauen Anamnese der Stuhlgewohnheiten muß eine *digitale Kontrolle*

Komplikationen	der Anastomose erfolgen, da diese in seltenen Fällen einmal stenosieren kann. Die wichtigste Komplikation ist die **erneute Obstipation**, die in etwa 20% der Fälle auftritt und auch zur Enterocolitis führen kann. Ursache ist eine **erneute Sphincterachalasie**, die am einfachsten mit einer kräftigen Sphincterdehnung behoben wird. Reicht diese nicht aus, muß eine Myektomie durchgeführt werden.
Differentialdiagnose	Histologisch und histochemisch können **zwei Gangliendysgenesien** vom Morbus Hirschsprung abgegrenzt werden, die eine ganz ähnliche Symptomatik haben [19, 20]. Es handelt sich dabei um die neuronale Colondysplasie und um die Hypoganglionose (Pseudo-Hirschsprung). Die manometrischen und röntgenologischen Befunde gleichen denen des Morbus Hirschsprung. Die Differenzierung erfolgt morphologisch.
Neuronale Colondysplasie	Die neuronale Colondysplasie ist charakterisiert

1. durch eine **mäßig** ausgeprägte **Erhöhung der Acetylcholinesteraseaktivität** in den parasympathischen Nervenfasern von Lamina propria mucosae und Muscularis mucosae,
2. durch eine im Gegensatz zum Morbus Hirschsprung auffällige **Hyperplasie der Plexus submucosus und myentericus** und
3. durch evtl. vohandene **Ganglienzellen in der Lamina propria mucosae.**

Die neuronale Colondysplasie kann leicht als Morbus Hirschsprung fehlgedeutet werden, wenn nur die leicht erhöhte Acetylcholinesterase beachtet wird. Es ist aus diesem Grunde wichtig, daß die Biopsie ausreichend submucöses Gewebe enthält, damit die oben beschriebenen Charakteristika der neuronalen Colondysplasie erkannt werden können.

Hypoganglionose	Die Hypoganglionose des Colons (Pseudo-Hirschsprung) kann als isoliertes Krankheitsbild und in Kombination mit dem Morbus Hirschsprung auftreten. Sie wurde erstmals 1965 von Ehrenpreis [6] beschrieben. Obwohl die Symptomatik der
Symptomatik	des Morbus Hirschsprung entspricht, handelt es sich pathogenetisch um ein anderes Krankheitsbild. Die Hypoganglionose ist durch eine **Verminderung der Ganglienzellen und der Nervenfasern** des intramuralen Plexus gekennzeichnet. Diese
Diagnose	**Diagnose kann nur morphologisch gestellt werden.** Dazu genügt eine oberflächliche Schleimhautbiopsie nicht. Es muß eine tiefe Wandbiopsie entnommen werden, die den Plexus myentericus miterfaßt. Die Diagnose sollte niemals aufgrund einer einzigen Biopsie gestellt werden. Mindestens drei Proben sind erforderlich [20].

Therapie wie bei Morbus Hirschsprung   Auch bei diesen beiden Krankheitsbildern besteht die Therapie in der operativen Entfernung der erkrankten Darmabschnitte.

Analsphincterachalasie   Durch die modernen diagnostischen Methoden, insbesondere durch die Elektromanometrie, ist in den letzten Jahren die Analsphincterachalasie als häufige Ursache der chronischen Obstipation erkannt worden [9]. Dieses Krankheitsbild ist im anglo-amerikanischen Schrifttum seit langem bekannt [8]. Rehbein [24] wies 1956 darauf hin, daß beim idiopathischen Megacolon der Sphincter ani vermutlich infolge seiner Öffnungsinsuffizienz pathogenetisch die gleiche Rolle spielt, wie das enge Segment beim Morbus Hirschsprung. Dies konnte durch die manometrischen Untersuchungsmethoden inzwischen bestätigt werden. Die ***ungenügende Erschlaffung des M. sphincter ani internus*** stellt das Wesen der Krankheit dar.

Ätiologie   Ätiologisch können ***drei Formen*** unterschieden werden [11]:
1. Die ***myogene Form*** als Folge von Fissuren, Kryptitiden oder Fisteln. Hierbei kommt es durch das Übergreifen der ***Entzündung*** auf den M. sphincter ani internus zur ***Fibrosierung*** der glatten Muskulatur und damit zum ***Spasmus***.
2. Die ***neurogene Form*** als Begleitkrankheit des Morbus Hirschsprung oder als isoliertes Krankheitsbild und
3. die ***neurovegetativ-psychogene Form***.

Der Stau der ***Kotmassen*** beginnt ***direkt oberhalb des Sphincters***. Fast immer kommt es zu einem ***Stuhlschmieren***. Bei der psychogenen Form reicht die Anamnese im Gegensatz zum Morbus Hirschsprung nicht bis zur Geburt zurück. Meist

Beginn   beginnt dieses Krankheitsbild im ***zweiten bis dritten Lebensjahr***. Die länger bestehende Analsphincterachalasie führt zur ausgedehnten Megacolonbildung.

Diagnose   Die entscheidenden diagnostischen Maßnahmen sind der Colon***kontrasteinlauf*** mit ***Defaecogramm*** und die ***Elektromanometrie***. Der Kontrasteinlauf dient dem Nachweis des Megacolons. Daran schließt sich die Defaecografie an. Hierbei ist die ungenügende Erschlaffung des M. sphincter ani internus meist deutlich erkennbar.

Bei der Elektromanometrie sind im Gegensatz zum Gesunden propulsive Wellen nur bei Injektion großer Luft- oder Wasservolumina auslösbar. Die Sphincter internus-Relaxation ist pathologisch. Nach rectaler Dehnung oder beim Eintreffen einer propulsiven Welle treten nur angedeutete, oft pathologisch geformte Erschlaffungskurven auf.

Therapie   Bei der Therapie der Analsphincterachalasie kommt es darauf
1. und 2. Form   an, die Öffnungsinsuffizienz des M. sphincter ani internus zu
beheben. ***Sphincterdehnungen* sind dabei *nur von kurzer Erfolgsdauer.*** Als Standardmethode hat sich die ***Myektomie des M. sphincter ani internus*** durchgesetzt [4, 7, 18]. Es handelt sich dabei um einen kleinen analen Eingriff. Ein stark ausgeprägtes Megarectum und Megasigma müssen zusätzlich entfernt werden, wenn mit einer wiederkehrenden Funktion dieses dilatierten Darmabschnittes nicht gerechnet werden kann. Die Resultate der Myektomie sind gut. Eine ***Einbuße*** der ***Kontinenz*** ist ***nicht zu befürchten.***

Therapie   In Fällen *psychogener Analsphincterachalasie* muß zusätzlich
3. Form   eine psychologische oder psychiatrische Behandlung erfolgen. Die Voraussetzungen dieser Behandlung sind bei zusätzlicher Myektomie wesentlich günstiger.

Literatur

1 Bill AH, Chapman ND (1962) The enterocolitis of Hirschsprungs disease. Its natural history and treatment. Am J Surg 103: 70
2 Correa Netto A (1934) Surgical treatment of megacolon by resection of the so called function sphincters of the large intestine. Rev Chir S Paolo 1: 249
3 Ehrenpreis T (1965) Pseudo-Hirschsprungs disease. Arch Dis Child 40: 177
4 Eisenhammer S (1951) The surgical correction of chronic internal anal (sphinteric) contraction. S Afr Med J 25: 486
5 Fenwick WS (1900) Hypertrophy and dilatation of the colon in infancy. Br Med J 2: 564
6 Hecker WCh, Holschneider A, Fendel H, Schauer A, Meister P, Beige H (1973) Die chronische Obstipation beim Kind infolge Analsphincterachalasie. Dtsch Med Wochenschr 98: 2334
7 Hendren WH (1978) Constipation caused by anterior location of the anus and its surgical correction. J Pediat Surg 13: 505
8 Holschneider AM (1974) Differentialdiagnose und chirurgische Therapie der chronischen Obstipation. Klin Pädiat 186: 208
9 Kamijo K, Hiatt RB, Koelle GB (1953) Congenital megacolon. A comparison of the spastic and hypertrophied segments with respect to cholinesterase activities and sensities to acetylcholine, DFP and the barium ion. Gastroenterology 24: 173
10 Karnowsky MJ, Roots L (1964) A "direct - coloring" thiocholine method for cholinesterase. J Histochem Cytochem 12: 219
11 Leape LL, Ramenofsky ML (1978) Anterior ectopic anus: a common cause of constipation in children. J Pediat Surg 13: 627
12 Lynn HB (1966) Rectal myectomy for aganglionic megacolon. Mayo Clin Proc 41: 289
13 Meier-Ruge W (1971) Über ein Krankheitsbild des Kolons mit Hirschsprung Symptomatik. Verh Dtsch Ges Pathol 55: 506

14 Meier-Ruge W (1974) Hirschsprungs disease: its aetiology, pathogenesis and differential diagnosis. Curr Top Pathol 59: 131
15 Meier-Ruge W, Morger R (1968) Neue Gesichtspunkte zur Pathogenese und Klinik des Morbus Hirschsprung. Schweiz Med Wochenschr 98: 209
16 Okamoto E, Ueda T (1967) Embryogenesis of intramural ganglia of the gut and its relation to Hirschsprung's disease. J Pediat Surg 2: 437
17 Rehbein F (1976) Kinderchirurgische Operationen. Hippokrates Stuttgart
18 Rehbein F, Hüther W (1956) Das idiopathische Megacolon und seine Behandlung. Arch Kinderheilkd 154: 126
19 Rehbein F, Wernicke HH (1955) Erfahrungen bei der Operation der Hirschsprung'schen Krankheit. Bruns Beitr Klin Chir 191: 18

4.2 Acrodermatitis enteropathica (A. e.) (Brandt-Syndrom, Danbolt-Closs-Syndrom)
(W. Dick)

4.2.1 Epidemiologie

Die A. e. ist inzwischen in der ganzen Welt beobachtet worden und betrifft alle Rassen bei gleichmäßiger Geschlechtsverteilung. Bis zum Alter von 4 1/2 Monaten sind bereits 50% der Fälle erkrankt [4, 6].

4.2.2 Definition

Die A. e. ist eine seltene *autosomal-recessive Erbkrankheit*. Bei 10% der Elternpaare besteht Konsanguinität. Klinisch werden Haut, Schleimhäute und Darm befallen. Die Patienten werden innerhalb des ersten Lebensjahres anfällig. Zumeist nach dem Abstillen und Umstellung der Nahrung auf Kuhmilchprodukte treten erste Symptome auf in Form von chronisch-rezidivierender Enteritis, Erbrechen oder psychischer Alteration [21, 22].

4.2.3 Diagnose

Die Symptomatik ist charakterisiert durch eine **Dermatitis** mit *vesicopapulösen, erythematösen* oder *psoriasiformen*

Haut und Anhangsgebilde	Hautefflorescenzen, die bevorzugt an den **Körperöffnungen** und **Akren** (Hände, Füße, Knie, Gesäß) auftreten. Ein Mitbefall der Hautanhangsgebilde kann sich zeigen in einer **Alopecie,** die auch Augenbrauen und Wimpern betreffen kann, sowie Nagelveränderungen in Form von **Nageldystrophie** oder Nagelverlust.
Gedeihstörungen	Neben den Hauterscheinungen können als Sekundärsymptome eine **Gedeihstörung** (wegen der chronisch rezidivierenden Enteritis), ein vermindertes Längenwachstum sowie **psychische Alteration** beobachtet werden [5, 25].
Immundefekte	Auffällig ist fernerhin eine ausgeprägte **Infektanfälligkeit,** d. h. die Haut kann durch Superinfektion mit Candida albicans oder Staphylokokken befallen sein. Über Störungen der humoralen Immunreaktion mit Nachweis **erniedrigter IgA-** bzw. **IgG-Globuline** sowie **Defekte im Bereich der cellulären Immunabwehr** wird vereinzelt berichtet [10, 11].
Zinkmangel	Neben der bisher erwähnten Symptomatik wurde von Moynahan bei einem seiner Patienten mit A. e. ein Zinkmangel festgestellt. Der Nachweis erniedrigter Serum-Zinkspiegel ist charakteristisch für die Erkrankung [17, 18].
Labor	Weitere wichtige laborchemische Befunde bei der A. e. sind neben den **erniedrigten Serum-Zinkspiegeln** (Normwert 95 $\pm$ 12 µg/100 ml) **erhöhte Serum-Kupferwerte** und eine **erniedrigte alkalische Phosphatase.** Bei der Absorption der Spurenelemente im Darm (Zn, Cu) bestehen Interaktionen. Bekannt ist, daß Zink die Kupferaufnahme hemmen kann und umgekehrt [1].

4.2.4 Pathogenese

Zink: Enzymaktivator	Die Symptome bei der A. e. sind durch einen Zinkmangel bedingt. Dies wird verständlich, wenn die Bedeutung des Zinks im Organismus mit seinen vielfältigen Aufgaben gesehen wird. Das Spurenelement ist **Aktivator** verschiedener Enzyme, z. B. der **alkalischen Phosphatase, Carboanhydase** und **Lactatdehydrogenase.** Es spielt eine Rolle für die Infektabwehr und Wundheilung.
Abstillen	Wie schon erwähnt, liegt der Beginn der Erkrankung innerhalb des ersten Lebensjahres und tritt **zumeist nach dem Abstillen** auf. Interessant ist, daß die Konzentration des Zinks in der Frauenmilch 3,8 mg, in der Kuhmilch 5,5 mg beträgt (Werte nach Baerlocher und Weissert).

Frauenmilch	Neuere Untersuchungen zeigen, daß *in der Frauenmilch* bestimmte *Zink-bindende Liganden* vorhanden sind, die im Gegensatz zur Kuhmilch bei Kindern mit A. e. eine ausreichende Zinkresorption zulassen [8, 9].
Zinkmalabsorption	Es ist anzunehmen, daß wegen der *verminderten intestinalen Zinkresorption* bei der A. e. eine primäre Zinkmalabsorption vorliegt, wie mit Hilfe von Ganzkörpermessungen nach oraler Applikation von 65-Zn nachgewiesen wurde [14].
Elektronenmikroskopie der Mucosa	Elektronenmikroskopische Untersuchungen der Darmschleimhaut bei der A. e. vor Zinktherapie zeigen vor allem an den *Paneth-Zellen* Veränderungen. Es finden sich pleomorphe Granula, Einschlußkörper und eine gestörte Binnenstruktur. Diese pathologischen Befunde bilden sich nach 1-jähriger Zinktherapie wieder zurück [2, 3, 7, 13].
Lysozym	In den Granula der Paneth-Zellen wird *Lysozym* gebildet, ein Abwehrstoff insbesondere gegen grampositive Bakterien. Den Paneth-Zellen kommt eine Bedeutung zu als enterales Abwehrsystem und bei der Regulierung der bakteriellen Homöostase des Darms. Da Zink als Aktivator des Lysozyms angenommen wird, können die chronisch-rezidivierenden Durchfälle bei der A. e. *als gestörte Lysozymproduktion in den Paneth-Zellen* des Darms erklärt werden [19].

4.2.5 Therapie

	Die Behandlung der A. e. erwies sich lange Zeit als problematisch und wenig zufriedenstellend. Erst nach Einführung von
Medikamente	*Oxychinolinpräparaten* konnte eine gewisse Besserung der Symptomatik erreicht werden, aber es traten nach längerer Anwendung beträchtliche Nebenwirkungen auf. Beobachtet wurden vor allem schwere Netzhaut- und Sehnervenschädigungen [16, 23].
Zinksubstitution	Nachdem als Ursache der klinischen Erscheinungen bei der A. e. ein Zinkmangel festgestellt wurde, wurde eine orale Substitution mit Zinksulfat, Zinkasparat oder Zinkoxid durchgeführt. Als benötigte Tagesmenge werden Werte zwischen 50–100 mg Zink abgegeben. Inzwischen gibt es auch industrielle Zinksulfatpräparate, die gut verträglich sind (z. B. Solvezink) [4, 12, 15].

4.2.6 Komplikationen

Sekundärinfektionen mit Bakterien und Pilzen, hier insbesondere *Candida albicans,* können die chronisch verlaufende Erkrankung erschweren. Ebenso kann es nach der früher angewandten Therapie mit Oxychinolinpräparaten als langfristige Nebenwirkung zu Opticusatrophie und Netzhautschädigung. Nebenwirkung einer zu hoch dosierten Zinktherapie (660 mg/Tag bei einem 59 Jahre alten Mann) kann eine schwere Anämie mit erniedrigten Serum-Kupferspiegeln sein [20].

4.2.7 Prognose

Die Prognose der A. e. ist seit Einführung der Zinktherapie gut und führt bei den meisten Patienten zur Dauerremission [24].

Literatur

1. Baerlocher K, Weissert M (1976) Zink, ein Spurenelement von klinischer Bedeutung. Helv Paediatr Acta 31: 99
2. Braun OH, Heilmann K, Pauli W, Rossner JA, Bergmann KE (1976) Acrodermatitis enteropathica: recent findings concerning clinical features, pathogenesis, diagnosis and therapy. Eur J Pediatr 121: 247
3. Braun OH, Heilmann K, Rossner JA, Pauli W, Bergmann KE (1977) II. Zinc deficiency and ultrastructural findings. Eur J Pediatr 125: 153
4. Braun-Falco O, Liebe V von (1977) Zinktherapie der Acrodermatitis enteropathica. Münch Med Wochenschr 119: 37
5. Deffner NF, Perry HO (1973) Acrodermatitis enteropathica and failure to thrive. Arch Dermatol 108: 658
6. Dick W, Gladtke E (1977) Acrodermatitis enteropathica im Kindesalter. Klin Pädiatr 189: 401
7. Dick W, Braun OH, Heilmann K (1978) Neuere Untersuchungen zur Acrodermatitis enteropathica. Monatsschr Kinderheilk 127: 316
8. Eckhert CD, Sloan MV, Duncan JR, Hurley LS (1977) Zinc binding: a difference between human and bovine milk. Science 195: 789
9. Hurley LS, Eckhert CD, Duncan JR, Sloan MV (1977) Acrodermatitis enteropathica and human breast milk. Lancet I: 195
10. Julius R, Schulkind M, Sprinkle T, Rennert O (1973) Acrodermatitis enteropathica with immune deficiency. J Pediatr 83: 1007
11. Kirchner H, Rühl H (1973) Zinc deficiency. Lancet I: 1317
12. Leupold D, Poley JR, Meigel WN (1976) Zinc therapy in Acrodermatitis enteropathica. Helv Paediatr Acta 31: 109
13. Lombeck I, Bassewitz DB von, Becker K, Tinschmann P, Kästner H (1974) Ultrastructural findings in Acrodermatitis enteropathica. Pediatr Res 8: 82

14. Lombeck I, Schnippering HG, Kasperek K, Ritzl F, Kästner H, Feinendegen LE, Bremer HJ Acrodermatitis enteropathica - eine Zinkstoffwechselstörung mit Zinkmalabsorption. Z Kinderheilk 120: 181
15. Lungarotti MS, Rufini S, Calabro A, Mariotti G, Ghebregzabher M, Monaldi B (1976) Treatment of Acrodermatitis enteropathica with zinc sulphate. Helv Paediatr Acta 31: 117
16. Mayer U, Truckenbrodt H, Rix R (1978) Hydroxychinolin- und Zinkbehandlung der Acrodermatitis enteropathica unter Berücksichtigung der Elektroretinographie. Klin Pädiatr 190: 133
17. Moynahan EJ (1974) Acroderimatitis enteropathica: a lethal inherited human zinc-deficiency disorder. Lancet II: 399
18. Moynahan EJ, Barnes PM (1973) Zinc deficiency and a synthetic diet for lactose intolerance. Lancet I: 676
19. Otto HF (1974) Die intestinale Paneth-Zelle. Fischer, Stuttgart
20. Porter KG, McMaster D, Elmes ME, Love AHG (1977) Anaemia and low serum-copper during zinc therapy. Lancet 8: 774
21. Reich H (1976) Zink: Therapie einer infantilen, Mensch und Haustier befallenden, erblich bedingten Resistenzschwäche. Kinderarzt 1: 23
22. Reich H (1976) Acrodermatitis enteropathica. Kinderarzt 10: 1127
23. Reich H, Opitz K, Bertram K, Fegeler F (1976) Lebensrettende Zinkbehandlung der Acrodermatitis enteropathica. Dtsch Med Wochenschr 101: 1724
24. Thyresson N (1975) Zinktherapie bei Acrodermatitis enteropathica. Hautarzt 26: 408
25. Török E, Földes G, Frank K, Kereszty M, Kiss P, Molnár, Révész T, Rosner E, Szigeti R, Török I (1978) Zur Frage der Acrodermatitis enteropathica. Monatsschr Kinderheilkd 126: 174

Aus der Reihe
Pädiatrie: Weiter- und Fortbildung
Herausgeber: H. Ewerbeck

Infektionskrankheiten

Redaktion: O. Vivell
Unter Mitarbeit von F. Bläker,
D. Feist, W. Klietmann,
T. Luthardt, W. Weihmann,
E. Zillessen
1980. Etwa 110 Seiten
DM 19,80
ISBN 3-540-10108-X

Current Concepts in Pediatric Radiology

Editor: O. Eklöf
With contributions by numerous experts
1977. 165 figures in 265 separate illustrations, 12 tables. X, 150 pages
(Current Diagnostic Pediatrics)
Cloth DM 54,–
ISBN 3-540-08279-4

H. Ewerbeck
Differentialdiagnose von Krankheiten im Kindesalter

Ein Leitfaden für Klinik und Praxis
1976. 28 Tabellen.
XIII, 263 Seiten
DM 48,–
ISBN 3-540-07527-5

R. Gädeke
Diagnostische und therapeutische Techniken in der Pädiatrie

3., völlig neubearbeitete Auflage.
1980. 278 Abbildungen.
Etwa 216 Seiten
DM 48,–
Mengenpreis ab 20 Exemplare:
DM 38,40
ISBN 3-540-09930-1

J. L. Gwinn, P. Stanley
Diagnostic Imaging in Pediatric Trauma

With contributions by numerous experts
1980. 275 figures in 468 separate illustrations. XIII, 199 pages
(Current Diagnostic Pediatrics)
Cloth DM 76,–
ISBN 3-540-09473-3

Neonatal Screening for Inborn Errors of Metabolism

Editors: H. Bickel, R. Guthrie, G. Hammersen
With contributions by numerous experts
1980. 61 figures, 119 tables.
XVII, 345 pages
Cloth DM 86,–
ISBN 3-540-09779-1

Therapie der Krankheiten des Kindesalters

Herausgeber: G. A. von Harnack
Mit Beiträgen zahlreicher Fachwissenschaftler
1976. 16 Abbildungen.
X, 926 Seiten
DM 96,–
ISBN 3-540-07447-3

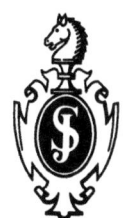

Springer-Verlag
Berlin
Heidelberg
New York

European Journal of
Pediatrics

Managing Editors: H.-R. Wiedemann (Editor-in-Chief), Kiel; H. Bickel, Heidelberg; D. Grant, London; J. M. Opitz, Madison

The European Journal of Pediatrics reports recent results of original clinical and theoretical research, enabling physicians, pediatricians, and biologists to keep abreast of developments around the world in: neonatology; normal and abnormal growth and development; nutrition; pediatric biochemistry; clinical genetics and cytogenetics; cardiology; endocrinology; gastroenterology; hematology and oncology; immunology; microbiology and epidemiology; neurology; pulmology; prevention and child health care; habilitation and rehabilitation; and many other areas.

Monatsschrift
für Kinderheilkunde

Schriftleitung: K. Betke, München; H. Bickel, Heidelberg; H. Ewerbeck, Köln; O. Hövels, Frankfurt/M.; G. Landbeck, Hamburg; K. H. Schäfer, Hamburg; H.-R. Wiedemann, Kiel

Federführende Schriftleiter: K.-H. Schäfer, H. Ewerbeck

Die Zeitschrift dient der wissenschaftlichen Information und Fortbildung. Jedes Heft berichtet aus Klinik und Praxis:
- Im „Thema des Monats" werden neue, wichtige Gebiete und Entwicklungen der Pädiatrie didaktisch einprägsam dargestellt.
- Kurzreferate über bedeutsame Arbeiten aus der internationalen Pädiatrie erweitern jeden Monat das Wissen des Lesers.
- Schwierige Krankheitsbilder werden zur Beurteilung vorgestellt.
- Aus Klinik und Forschung werden Originalarbeiten publiziert, die Bezug zu Klinik und Praxis haben.
- Eine weitere Rubrik stellt Entwicklungen auf dem Gebiet der Therapie und Prophylaxe vor und beleuchtet sie kritisch.
- Tagungsberichte, Buchbesprechungen und Hinweise zur Tagesgeschichte runden die aktuellen Informationen ab.
- Jedem Heft ist eine katalogisierte Kurzfassung der Publikationen für die Kartei des Arztes beigefügt. So wird der Fortbildungswert eines jeden Heftes erhöht.

Bitte bestellen Sie bei Ihrem Buchhändler oder direkt bei:
Springer-Verlag, Wissenschaftliche Information Zeitschriften,
Postfach 105 280, D-6900 Heidelberg 1

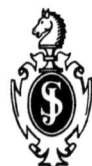

Springer-Verlag Berlin Heidelberg New York

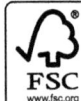

MIX
Papier aus verantwortungsvollen Quellen
Paper from responsible sources
FSC® C105338

If you have any concerns about our products,
you can contact us on
ProductSafety@springernature.com

In case Publisher is established outside the EU,
the EU authorized representative is:
**Springer Nature Customer Service Center GmbH
Europaplatz 3, 69115 Heidelberg, Germany**

Printed by Libri Plureos GmbH
in Hamburg, Germany